JN437097

美軍政期 韓國保健醫療行政의 전개과정

-1945년~1948년

朴仁純 著

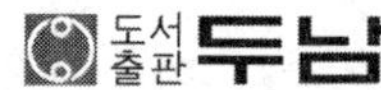

불법복사는 지적재산을 훔치는 범죄행위입니다

저작권법 제97조의 5(권리의 침해죄)에 따라 위반자는 5년 이하의 징역 또는 5천만원 이하의 벌금에 처하거나 이를 병과할 수 있습니다.

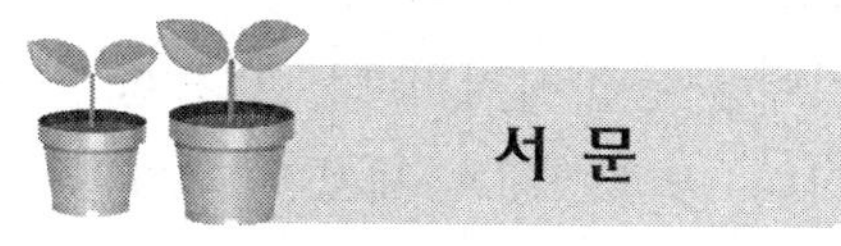

서 문

1945년 9월 8일부터 1948년 8월 15일까지 3여년간의 美軍政期는 짧은 기간이지만 韓國의 역사에서 차지하는 비중이 작지 않다. 美軍政期는 大韓民國政府 수립을 위한 기초를 정립했을 뿐만 아니라, 정치적 · 경제적 · 사회적인 면에서 美軍政期 이전의 日帝시대와 美軍政期 후의 大韓民國 시대를 연계시켜 준 과도적 역할을 한 시기였다. 즉 정치적으로는 日政期의 식민통치체제로부터 大韓民國 시대의 자유민주주의체제를 형성시킨 가교적 역할을 하였고, 경제면에서는 日政期의 疑似 자본주의체제로부터 大韓民國시대의 자본주의체제로 이행되어가는 과도적 역할을 하였다. 美軍政期는 실질적인 통치주체인 美國의 가치체계와 규범이 韓國에 이식되는 시기로서 美軍政期의 정책들은 大韓民國 정부 수립에 심대한 영향을 끼쳤다. 이 당시 도입된 정치 · 행정제도, 경제제도 등은 오늘날 韓國사회의 전반에 걸쳐서 규정짓는 요소로 작용하게 된다. 보건의료행정에 있어서도 美軍政期는 韓國의 전통적 보건의료행정체제가 日政期를 통해 서양의학에 기반한 준근대적 보건의료행정체제로 개편된 후, 美軍政期를 통해 美國의 영향을 크게 받은 근대적 보건의료행정체제로 변화되어 나간 경과적 역할을 하였던 것이다.

美軍政에 관하여는 자료부족과 비공개로 연구에 제한을 받다가 1980년대 이후 美軍政에 대한 연구들이 소수 나마 축적되기 시작하였고, 美國에 소장되어 있던 美軍政 관련 문서가 공개되면서 美軍政에 대한 연구가 활기를 띠었다. 특히 제도형성과 정치운동에 대해 많은 연구가 이루어졌다. 최근에는 경제정책 연구가 활발히 전개되었고 교육, 일반행정, 사회복지에 관한 연구가 단편적으로 이루어지고 있지만, 아직도 美軍政期의 보건의료에 대한 연구는 우리의 관심과 기대를 충족시키기에는 미흡한 실정이다. 그 이유는 자료의 부족이다. 美軍政期는 새로운 국가체제 건설을 둘러싸고 극심한 좌우 이데올로기 투쟁으로 인하여 당시 한국사회의 모든 현안이 정치성에 함몰되어 보건의료행정에 대해서는 관심 자체가 낮았다. 또한 美軍政이 당면한 점령통치를 위한 과도통치체제였던 점도 이 시기의 보건의료행정이 다른 정치사회이슈에 비해 상대적으로 관심을 받지 못했던 것에 한 몫하고 있다. 이처럼 보건의료행정에 관한 자료는 많지 않은 데다, 산발적으로 존재하여 자료발굴이 충분히 이루어지지 않고 있는 것이다.

필자는 1994년에 美軍政期의 韓國 보건의료행정에 관한 논문을 발표하였는데, 이 후 많은 시간이 흘렀음에도 아직까지 이 분야에 관한 전문적인 연구서가 거의 전무한 점은 안타까운 일이다. 美軍政期에 대한 자료가 축적이 되어 이 시기에 대해 포괄적인 이해도는 높아졌다고 하겠으나 각 분야별로도 연구가 보다 활성화될 필요가 있다고 생각한다. 그래서 학위논문을 수정 보완하여 이 書物을 발간하게 되었다. 이 書物의 내용이 진부하다고 여길 수도 있겠지만, 자료의 제약에도 불구하고 특정이론분석틀에 따라 美軍政期의 보건의료행정체제를 이해하는 것은 과거에 대한 경험이론적 분석이라는 학문적 성과도 있는 것이라 할 수 있다. 현재까지 美軍政期의 보건의료행정 관련 자료가 많지 않기 때문에 서술기조는 그대로 유지하였다. 다만 駐韓美軍政廳의 보건의료활동과 관련 있는 연합군최고사령부 보건후생국(General Headquarters, Supreme Commander of Allied Powers, Public Health and Welfare Section : GHQ, SCAP, PHW)의 주간회보(Weekly Bulletin) 자료를 새로이 보완하였다. 이 자료는 日本에 주둔해있는 군정부대에 보건후생국(PHW)의 활동을 알릴 목적으로 작성한 것인데 극히 일부분 한국관련 내용이 언급되어 있다. 이 가운데 1946년 1년간은 駐韓美軍政廳에서 韓國의 보건의료행정 정황을 요약한 보고서도 들어있다. 연합군최고사령부 보건후생국의 주간회보 내용에는 간호나 獸醫 분야 등에서 괄목할만한 개혁조치가 담겨 있어서, 美軍政期의 한국 보건의료상황을 이해하는데 상당한 의미가 있을 것으로 본다. 전체 내용상으로 대폭 수정하지는 못했지만 시간축 상으로 美軍政期 직전인 日政期의 보건의료행정현상에 대해 언급하고 미군정청의 보건의료행정조직체계를 보완하였으며, 지엽적인 문언의 수정이나 연대표기 등을 수정 보완하였다.

또한 이 書物은 필자가 기울여 온 韓國 보건의료행정 연구의 한 축을 마무리 한다는 의미도 담겨있다. 필자는 甲午更張 이후 日政期까지의 韓國 보건의료행정의 근대화과정을 밝힌「韓國保健醫療行政의 發展過程(1894년~1945년)」을 발간한 바 있는데, 이번「美軍政期 韓國保健醫療行政의 전개과정(1945년~1948년)」은 시간축 상으로「韓國保健醫療行政의 發展過程(1894년~1945년)」의 후속물에 해당한다. 이로써 1948년 大韓民國정부 수립 이전의 韓國 보건의료행정의 근대적 원형을 탐색해 본 필자의 작업을 마무리 한 것이다. 이 작업을 하면서 다시금 느끼는 것은 인간사회의 일들이 매 시기마다 다시 시작하는 것이 아니라 한 시기의 뿌리는 다양한 형태의 전달 수단을 통해 그 메시지를 그 다음 시기에 전달하여 가지를 뻗고 열매와 꽃을 피운다는 점이다. 이 책은 비록 美軍政期의 韓國 보건의료행정 현상에 관해 평면적 고찰에 그쳤지만, 앞으로 사실의 축적이나 인식관점, 방법론 등에서 다른 진보와 변화가 있기를 기대한다.

2015년 8월

저자 識

차 례

제Ⅲ장 美軍政期 以前 조선총독부의 보건의료행정체제 •59

제Ⅳ장 美軍政期의 南韓의 정치 · 사회 · 경제상황과 국민보건위생상태 •79

제Ⅵ장 駐韓美軍政廳의 보건의료행정에 대한 분석 및 행정적 의의 탐색 •177

제Ⅶ장 결 론 •205

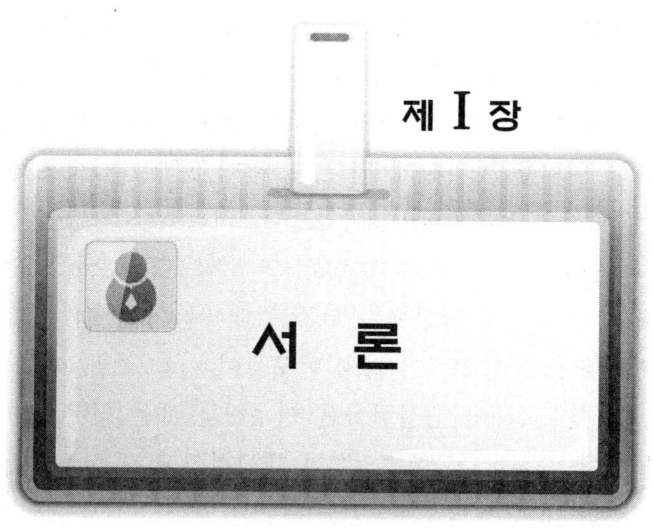

제1절 연구의 목적

이 글은 1945년 8월 15일 韓國이 日帝통치에서 벗어나고 南韓에 美軍政이 실시된 후, 1948년 8월 15일 南韓에 大韓民國政府가 수립되고 美軍政당국의 통치권이 大韓民國政府에 이양될 때까지의 駐韓美軍政廳의 보건의료행정현상을 연구대상으로 한 것이다. 韓國의 보건의료 내지 사회복지는 1894년 甲午更張이후 日本세력이 침입하여 간접적으로 日本을 매개체로 해서 歐美문화가 이식되면서 소위 근대적인 보건의료 내지 사회복지제도가 마련되게 되는

데, 1945년 8월~1948년 8월 사이의 美軍政이 실시되면서 美國 제도를 직접적으로 수입하게 되고, 이것이 하나의 기초 내지는 경과적 전도체가 되어, 1948년 8월 大韓民國政府 수립이후의 보건의료 내지 사회복지제도로 발전되어오고 있다. 행정학의 연구자료로서는 무엇보다도 행정주체인 정부의 문서 기타 관련 문헌이 매우 중요한 위치를 차지하게 된다. 그런데 美軍政期의 통치주체가 駐韓美軍 휘하의 駐韓美軍政廳이었으며, 이 駐韓美軍政廳의 행정문서 기타 관련 문헌은 주로 美國政府와 駐韓美軍政廳에 의해서 생산이 되고, 南韓에서 생산된 문헌들도 대부분이 美軍政 종료와 동시에 美國 본토로 移置되어 韓國 학도들이 이를 접할 기회가 봉쇄됨으로써, 美軍政期의 행정현상을 연구하는 데는 많은 제약이 가해졌던 것이 사실이다. 美軍政期의 행정현상에 대한 연구는 연구자료의 부족 내지 결핍으로 인하여, 오늘날까지 공백상태에 놓여있는 것이 우리나라 행정학계의 현실이라 할 수 있다. 이와 더불어, 동 美軍政期는 아직도 우리들의 학문적 수준이 낮았고 인쇄문화마저 발달하지 못한 상태에 있었기 때문에, 동 기간의 행정현상에 대한 자료 기타 문헌이 희소할 뿐만 아니라, 당시 발행되었던 문헌들도 8·15解放후의 사회적 혼란과 특히 1950~1953년간의 韓國戰亂으로 인하여 분실되고, 美國 본토로 이송된 駐韓美軍政廳의 문서나 美國政府에 의하여 작성된 문서들이 美國政府에 의해서 공개되지 않은 것이 많아서(1980년대에 들어와서 일부 문서의 비밀은 해제되기 시작했지만), 美軍政期간의 행정현상에 관한 연구문헌이 극소한 상태에 있다. 따라서, 이 논문은 美軍政期간의 정치·사회·경제상황을 진단하고 보건의료행정조직체계와 인적·물적 자원의 배분상태를 파악한 후, 美軍政期의 보건의료행정현상에 대한 분석과 더불어 행정적 의의를 탐색하려는 목적에서 이루어진 것이다.

그래서 이 연구는 美軍政期의 韓國의 보건의료행정현상을 관찰

분석하여, 이것이 어떠한 모형으로 설명되어질 수 있는가를 논증하고 아울러 그것이 지니는 행정적 의의를 탐색하고자 한 것이다. 보건의료 내지 사회복지 모형을 Ramesh Mishra의 모형에 따라, 잉여적 모형, 제도적 모형 및 구조적 모형으로 유형화하고(제Ⅱ장 제3절 참조), 1984년 甲午更張 이전을 前잉여적 모형기, 1894년 甲午更張~1948년 大韓民國政府 수립 때까지를 잉여적 모형기 및 1948년~현재까지를 제도적 모형기로 가설적으로 나누어 볼 때, 美軍政期의 보건의료 내지 사회복지 모형이 잉여적 모형을 벗어나지 못하고, 1948년 8월 大韓民國政府 수립 이후, 특히 제3공화국시대 이후에 제도적 모형으로 전환되어 나갔는데, 이러한 제도적 모형기로의 전환도 美軍政期의 과도제도가 부분적이나마 영향을 주어서 이루어졌다.

美軍政期間의 보건의료행정에 관한 연구가 희소한 상태에서 이루어지는 이 연구는 韓國의 행정학이나 보건의료행정학 내지 복지행정학의 발달에 기여할 바가 적지 않을 것으로 생각된다. 오늘날, 국민소득 수준과 국민보건의료수준의 향상으로 인한 국민의료보험의 보편화와 국민의 보건의료수요의 증가로 인하여, 정부의 보건의료기관의 규모가 확대됨에 따라, 보건의료행정이 가지는 사회적 의미도 커지게 되어, 이에 대한 연구의 필요성이 가중되고 있는 점에서, 이 연구는 이러한 시대적 요청에 부응하는 면에서도 의의가 클 것으로 본다.

제2절 연구의 범위 및 방법

Ⅰ. 연구의 범위

이 연구의 대상은 美軍政期間의 보건의료행정현상에 해당된다. 美軍政期間은 실질적으로는 美軍이 南韓에 진주한 1945년 9월 8일 이후[1] 신생 大韓民國政府가 수립된 1948년 8월 15일까지로 되지만, 법적으로는 태평양미국육군총사령부 포고 제1호("朝鮮住民에 布告함")가 공포된 1945년 9월 7일부터 美軍政權을 신생 大韓民國政府에게 이양한 1945년 9월 13일까지가 된다.

韓國은 1910년 8월 29일부터 1945년 8월 15일까지 日本의 통치를 받다가, 제2차 세계대전의 결과 연합국의 승리로 인하여 日本의 손에서 해방되게 되었다. 1910년 8월 29일자로 日本과 大韓帝國사이에 체결된 "韓日合併에 관한 條約"에 의하여, 大韓帝國의 통치권이 日本에게 양여되어[2] 韓國은 日本의 통치를 받다가, 제2차 세계대전의 결과 日本의 패전으로 日本의 지배에서 벗어났으며, 이어 北韓에는 蘇軍政이 실시되고 南韓에는 美軍政이 실시되게 되었다. 美軍의 南韓進駐는 1945년 9월 2일자 연합군최고사령부 일

---

1) USAFIK, *History of United States Armed Forces in Korea*, Compiled under the supervision of Harold Larson, Tokyo & Seoul, 1947・1948, Part Ⅰ, Chapter Ⅳ & Ⅵ.
駐韓美軍은 1945년 9월 8일에 제24군단 제7사단이 仁川에 상륙한 이후, 제7사단과 제40사단에 의해서 1945년 10월말경까지 南韓전역을 완전점령하였다. 제40사단이 본국으로 귀환하게 되어, 1945년 10월말경에서 1946년 2월 20일까지에 걸쳐서 제40사단이 관할했던 구역은 제6사단이 새로 진주하여 인수하였다.

2) 「官報」, 隆熙4年 8月 29日字 號外.
金正明編, 「日韓外交資料集成, 6(中)」(東京 : 巖南堂書店), 1964, 文書番號 277("韓・日合併條約文"), 및 文書番號 283("韓日合併ニ關スル宣言").

반명령 제1호에 의해서 이루어지고, 南韓에 대한 美軍政은 1945년 9월 7일자 부 태평양미국육군총사령부 포고 제1호에 의해서 법적 근원이 조성되게 된다.

1945년 8월 10일~11일 사이에 美國의 국무성·육군성·해군성 조정위원회(SWNCC : The State-War-Navy Coordinating Committee)에서[3] 성안된 일반명령 제1호는 합동참모회의의 심의를 거친 후 Franklin D. Roosevelt 대통령의 승인을 얻어 8월 15일에 필리핀에 위치한 연합군최고사령관 맥아더(Douglas MacArthur) 장군에게 전송되고, 맥아더 사령관은 이를 9월 2일에 공포하였다(9월 7일 발효).[4] 태평양미국육군총사령관 맥아더 장군은 1945년 9월 7일자로 태평양미국육군총사령부 포고 제1호를 발하여, 북위 38도선 이남의 南韓지역을 美軍이 점령하고 동지역에 美軍政을 실시할 것을 포고하였다.[5] 이렇게 해서 美國이 南

---

3) SWNCC는 1944년 12월에 설치되었다. 美國은 제2차대전 종전의 경우를 대비하여 韓國에 대한 점령정책을 산발적으로 구상해왔으나, 이 위원회를 설치하여 점령지정책을 통합적으로 다루었다. SWNCC에서는 韓國에서 이루어질 軍政에 관한 초기 기본지령들을 결정하였으며, 이 결정은 美國의 정식 軍政정책이 된다.

4) 宋南憲, 「解放三年史 I : 1945~1948」(서울: 까치), 1985, pp. 81~82.
同和通信社, 「世界百科要覽 : 年表·資料·便覽·名簿」(서울 : 1969), p. 54.

5) *Proclamation No. 1,* G.H.Q. U.S. Army Forces, Pacific, Office of the Commanding General, 7 September 1945, Yokohama, Japan.
◎ 太平洋美國陸軍總司令部 布告 第1號 "朝鮮住民에 布告함"
太平洋美國陸軍最高指揮官으로서 下記와 如히 布告함.
日本天皇과 政府와 大本營을 代表하여 署名한 降伏文書條項에 依하여 本官 麾下의 戰捷軍은 本日 北緯 38度線 以南의 朝鮮地域을 占領함.
오랫동안 朝鮮人의 奴隷化된 事實과 適當한 時期에 朝鮮을 解放·獨立시킬 決定을 考慮한 결과, 朝鮮占領의 目的이 降伏文書條項 履行과 朝鮮人의 人權 及 宗教上의 權利를 保護함에 있음을 朝鮮人은 認識할 줄로 確信하고 이 目的을 爲하여 積極的 援助와 協力을 要求함. 本官은 本官에게 賦與된 太平洋美國陸軍最高指揮官의 權限을 가지고 지금부터 朝鮮 北緯 38度線 以南의 地域과 同住民에 對하여 軍政을 設立함에 따라서 占領에 關한 條件을 下記와 如히 布告함.
第1條 朝鮮 北緯 38度線 以南의 地域과 同 住民에 對한 모든 行政權은

韓에 진주하여 朝鮮總督府와 日本軍으로 부터 항복을 받고, 북위 38도선 이남의 南韓에 軍政을 실시하게 되었다.

美國정부와 美軍政廳간의 정책결정경로와 명령계통
SWNCC의 하부기관인 극동소위원회(sub-committee on the far east)에서 정책문서 작성→SWNCC 승인→美合衆國 대통령 승인→합동참모본부→연합군최고사령부→주한미군사령관→美軍政廳

1948년 3월 17일자 미군정법령 제175호 "國會議員選擧法"이 공포되어,[6] 5월 10일에 국회의원선거가 실시되고, 이어 5월 31일에 제헌국회가 개원되었으며, 7월 12일에 大韓民國憲法이 제정(7월 17일 공포)된 후, 8월 15일에 大韓民國의 독립이 선포되었다. 8월 15일에 미군정장관 딘(William F. Dean) 소장도 해임되고, 大韓民國 대통령 李承晩과 주한미군사령관 하지(John R. Hodge) 중장은 8월 24일에 美軍의 통치권을 大韓民國政府로 속히 이양하기

當分間 本官의 權限下에서 施行함.
第2條 政府公共團體 또는 其他의 名譽職員과 雇傭員과 또는 公益事業·公衆衛生을 包含한 公共事業에 從事하는 者는 別名이 있을 때까지 從來의 職務에 從事하고 또한 모든 記錄과 財産의 保管에 任할 事.
第3條 住民은 本官의 權限下에서 發布한 命令에 迅速히 服從할 事. 占領軍에 對하여 反抗行動을 하거나 또는 秩序保安을 攪亂하는 行爲를 하는 者는 容恕없이 嚴罰에 處함.
第4條 住民의 所有權은 此를 尊重함. 住民은 本官의 別名이 있을 때까지 日常의 業務에 從事할 事.
第5條 軍政期間中 英語를 가지고 모든 目的에 使用하는 공용어로 함. 英語와 朝鮮語 또는 日本語間에 解釋 또는 定義가 不明 또는 不同이 生할 때는 英語를 基本語로 함.
第6條 以後 公布하게 되는 布告, 法令, 規約, 告示 및 條例는 本官 또는 本官의 權限下에서 發布하여 住民이 履行해야 될 事項을 明記함.
1945年 9月 7日
於 橫濱 太平洋美國陸軍最高指揮官 美國陸軍大將 Douglas MacArthur

6) Official Gazette, USAMGIK, *Ordinance No. 175,* South Korean Interim Government, 17 March 1948.

로 합의하여, 9월 13일에 통치권이 이양되었다. 이런 과정을 거쳐, 1945년 9월 8일~1948년 8월 15일까지의 약 3년간에 걸친 南韓에 대한 美軍의 軍政은 끝나게 되었다.

앞에서 언급한 바와 같이, 태평양미국육군총사령관은 1945년 9월 7일자 동 사령부 포고 제1호를 통해서, 북위 38도선 이남의 지역과 주민에 대한 행정권을 동 사령관이 인수하고, 1945년 9월 12일에 아놀드(Archibald V. Arnold) 소장을 군정장관에 임명한 후, 9월 14일 동 군정장관에게 對南韓 통치권을 부여하였다.

주한미군사령부(HQ United States Armed Forces in Korea)는 1945년 8월 27일에 공식적으로 발족되고, 사령관직에 제24군단장 하지(John R. Hodge) 중장이 임명되었다. 하지(Hodge) 중장은 8월 28일에 주한미군사령부(USAFIK)의 한 부분체로서의 軍政廳(Military Government)을 설치하였던 것이다. 1946년 1월 4일에 공식적 「駐韓美軍政廳(USAMGIK : United States Army Military Government in Korea)」이 발족되었다.[7] 공식적인 군정기관으로서의 「駐韓美軍政廳(USAMGIK)」이 발족된 것은 1946년 1월 4일까지 전술부대에 의한 작전형(an operational type)군정을 실시하다가 이제 전문 군정부대에 의한 영토형(a territoial type)군정을 실시하게 되었다는 뜻을 지니고 있다.

美軍政은 3단계에 걸쳐서 이루어졌다. 제1단계는 선발대(연락대 : liaison detachments)에 의해서, 제2단계는 점령군인 전술부대(tactical troops)에 의해서, 그리고 제3단계는 순수한 군정부대(military government units)에 의해서 이루어진 단계이다. 선발대는 점령군의 南韓점령전에 사전준비를 위하여 파견된 부대이고, 점령군(전술부대)은 조선총독부와 日本軍의 항복접수와 南

7) USAFIK, *History of the United States Armed Forces in Korea,* Compiled under the supervision of Harold Larson, Tokyo & Seoul, 1947・1948, Part Ⅰ, Chapter Ⅳ.

韓의 군사적 점령을 위하여 진주한 부대이며, 군정부대는 南韓에 대한 순수한 군정(민사 업무)을 위해서 진주한 부대를 말한다. 南韓의 美軍政은 점령군에 의해서 직접 이루어지다가, 최종적으로는 순수한 군정이 별도의 군정부대에 의해서 시행된 것이다. 당시의 美軍政당국은 제1 및 2단계를 작전형(a operational type) 군정으로, 제3단계를 영토형(a territorial type) 군정으로 명명하고 있었다.8)

이 연구의 美軍政期間의 범위에는 형식상으로 1946년 1월에 공식적 「駐韓美軍政廳(USAMGIK)」이 발족되기 이전의 군정기간도 포함되었지만, 이 공식적 「駐韓美軍政廳(USAMGIK)」이 발족되기 이전의 駐韓美軍 軍政廳(MG, USAFIK)에서는 진정한 민사 업무(즉 영토형 군정업무)를 제대로 수행할 수 없었기 때문에, 이 논문에서는 주로 「駐韓美軍政廳(USAMGIK)」 발족이후의 연구에 집약되었다.

이 연구는 보건의료행정(Public Administration for Health and Medicare)을 「보건·의료에 대한 행정」으로 규정하고, 연구의 실체적 범위를 확정하였다. 「보건·의료」는 "인간의 질병을 예방 내지 치료하는 일련의 전문적 활동"으로 이해하고, 「행정」

8) USAFIK, *History of the United States Armed Forces in Korea*, Compiled under the supervision of Harold Larson, Tokyo & Seoul, 1947·1948, Part Ⅲ, Charpter Ⅰ.
韓國점령 임무를 맡은 美제10군에서 수립한 군정계획모형은 다음과 같다.
① 직접작전형(a straight operational or combat type) : 전술부대 지휘관이 직접 점령지의 민사업무를 담당하는 모형
② 참모통합형(a staff integration type) : 민사업무 담당자가 군참모와 통합관계를 유지하고, 일선에서는 전술부대가 군정운영기관이 되는 모형
③ 준영토형(a semi-territorial type) : 육군성이 설치한 군정부대를 고용하여 군정을 실시하되, 군정문제를 담당하는 군참모에 배속된 전문민사담당관을 거느린 군정장관 밑에서 군정을 실시하는 모형
④ 순수영토형(an out-and-out territorial type): 기존의 정치·행정조직을 활용하면서 전문군정부대를 통하여 군정을 실시하는 유형

은 "국가의 보건의료정책하에서 일정한 보건의료프로그램을 설정하고 이를 수행하기 위한 人的·財的 기타 제 자원의 조직화 과정"이라고 규정하여, 조직, 인사 및 재정에 초점을 두어 이 연구를 진행시켰다(제Ⅱ장 제2절 참조).

당시의 보건의료행정은 중앙정부인 駐韓美軍政廳(USAMGIK)과 지방정부(각 道 및 市·郡·邑·面)에 의해서 이루어졌는데, 지방의 市·郡·邑·面의 행정에 관한 자료를 얻을 수 없고, 또한 중앙정부와 道급 지방정부의 행정이 보다 중요하기 때문에, 이 연구에서는 주로 중앙정부와 道급 지방정부의 보건의료행정을 연구대상으로 삼았다.

이 책의 구성은 제Ⅱ장에서 보건의료행정에 관한 이론적 기초를 논하고, 제Ⅲ장에서는 美軍政期 직전인 日政期의 보건의료행정체제에 대해 개관해 보았다. 제Ⅳ장에서 南韓의 정치·사회·경제상황과 국민보건위생상태를 살핀 후, 제Ⅴ장에서 駐韓美軍政廳의 상부기관인 연합군최고사령부 보건후생국의 한국관련 보건의료 활동에 대해 기술·분석한 후, 駐韓美軍政廳의 보건의료행정체제와 보건의료활동을 체계화하였고, 제Ⅵ장에서 駐韓美軍政廳의 보건의료행정에 대한 분석과 더불어 그의 행정적 의의를 탐색하였으며, 제Ⅶ장에서 결론을 맺었다.

제Ⅱ장의 보건의료행정에 관한 이론적 기초에서는 이 연구의 이론적 토대가 되는 보건의료행정의 개념과 국민보건의료서비스에 관한 시각에 관해서 일반 학자들의 學見을 참고로 하여 논자의 견해를 피력하였으며, 제Ⅲ장은 조선총독부의 보건의료행정체제를 개관하고, 제Ⅳ장의 美軍政期의 南韓의 정치·사회·경제상황과 국민보건위생상태에서는 주로 당시의 경제적 빈곤상태와 낮은 국민보건위생수준을 평면적으로 해명하였다. 제Ⅴ장은 먼저 연합군최고사령부 보건후생국(GHQ, SCAP, PHW)의 주간회보 자료 중 1945년~1948년간 韓國관련 자료만 발췌하여 약술한 후(1947

년 이후는 한국 보건의료관련 내용은 거의 언급되고 있지않음), 그에 대한 보건의료행정적 의의를 탐색해 보았다. 그리고 駐韓美軍政廳의 보건의료행정체제 및 보건의료활동에서는 (1) 보건의료행정 조직체계와 (2) 보건의료행정 인력의 충원, (3) 보건의료행정 재원의 확보 및 배분, 및 (4) 보건의료활동으로 분류하여 논술하였다. 보건의료행정 조직체계는 동 조직체계의 변화상황을 3개 단계의 기간으로 나누어 논급하고, 보건의료행정 인력의 충원은 조선총독부 관리들의 철수후 美軍人장교를 비롯한 군정관이 배치되고 이어 韓國人으로 승계되는 과정을 해명하였다. 보건의료행정 재원의 확보 및 배분에서는 당시 南韓의 재정빈곤상태를 논급한 후 駐韓美軍政廳(내지 남조선과도정부)의 보건의료행정비의 구조적 내용을 정리하였다. 그리고 駐韓美軍政廳의 보건의료활동에서는 국민에 대한 駐韓美軍政廳의 직접적 보건의료서비스 활동의 내용을 사례를 통하여 제시하였다. 제Ⅵ장의 駐韓美軍政廳의 보건의료행정에 대한 분석 및 행정적 의의 탐색에서는 駐韓美軍政廳의 보건의료행정현상을 제Ⅱ장 제3절에서 논급한 보건의료행정에 관한 분석의 틀에 따라 視觀的 분석(perspective analysis)을 한 후, 그것이 지니는 행정적 의의를 탐색하였다.

Ⅱ. 연구의 방법

이 연구는 문헌조사에 의한 연구로서, 美軍政期間중의 駐韓美軍政廳의 보건의료행정에 관한 문헌상의 자료를 수집하여, 이 보건의료행정현상을 파악한 후, 일정한 기본구도에 따라 이론적으로 체계화하고, 이를 보건의료 내지 복지에 관한 모형에 따라 분석한 것이다. 위의 駐韓美軍政廳의 보건의료행정현상의 파악은 제도와 실태 양면에서 하였으며, 그 논술에는 경험적 수치에 의한 논증에 유념하였다. 행정문제의 연구에는 행정주체인 정부의 간행

물이 절대적인 중요비중을 점하게 되는데, 이미 언급한 바와 같이 당시의 정부인 駐韓美軍政廳의 문서들이 아직도 미공개된 것이 많이 있고, 韓國내에 소장된 문헌들마저 매우 희귀해서, 이 연구에 필요한 자료의 획득이 매우 어려운 난제라 아니 할 수 없다.

이 연구의 자료로서 이용된 것은 (1) 聯合軍最高司令部(General Headquarters, Supreme Commander for the Allied Powers)의 "日本과 韓國에서의 비군사부문활동요약보고서(Summation of Non-Military Activities in Japan and Korea)", "보건후생부문의 주간회보(Public Health and Welfare Section Weekly Bulletin)" 美軍太平洋最高司令部(General Headquarters, Commamder-in-Chief, United States Army Forces, Pacific)의 "韓國에서의 美軍政활동요약보고서(Summation of United States Army Military Government in Korea)", 美極東軍最高司令部(General Headquarters, Commamder-in-Chief, Far East)의 "韓國에서의 美軍政활동요약보고서", 및 駐韓美軍政廳(United States Army Military Government in Korea)의 "남조선과도정부활동보고서(South Korean Interim Government Activities)", (2) 駐韓美軍司令部(Headquarters, United States Armed Forces in Korea)의 "주간정보보고서(G-2 Weekly Summary)" 및 美第7師團司令部(HQ, 7th Infantry Division)의 日日정보보고서(G-2 Periodic Report), (3) 駐韓美軍司令部(Headquarters, United States Armed Forces in Korea)의 "駐韓美軍史(History of the United States Armed Forces in Korea)", (4) 駐韓美軍政廳(United States Army Military Government in Korea)의 "관보(Official Gazette)", (5) 조선통신사의 "朝鮮年鑑", (6) 조선은행조사부의 "朝鮮經濟年報"등이다. 이론적 틀은 행정학, 복지행정학, 및 보건의료행정학 등에 관한 선배학자들의 기존이론들을 원용하였다.

美軍政期의 보건의료행정현상의 분석은 Ramesh Mishra의 복지모형을 원용하였다. 英美國家에 있어서 복지모형에 관한 이론을 제시한 대표적 학자로서는 (1) Richard M. Titmuss, (2) H. L. Wilensky와 C. N. Lebeaux, (3) R. C. Federico, (4) N. Gilbert와 Harry Specht, (5) Ramesh Mishra 등을 들 수 있는데 (제Ⅱ장 제3절 Ⅱ항에서 내용 설명), 前(1)~(3)者(R. M. Titmuss, H. L. Wilensky와 C. N. Lebeaux, 및 R. C. Federico)는 자본주의사회에 있어서의 복지모형이 잉여적 모형에서 제도적 모형으로 변이되어온 내용을 설명하면서 양 모형을 일정한 비교척도에 따라서 비교하고 있고, (4)者(N. Gilbert와 H. Specht)는 자본주의사회의 제도적 모형에 있어서의 복지서비스전달체계(welfare service delivery system)의 조직처방에 대한 대안을 제시하고 있다. 그리고 (5)者(Ramash Mishra)는 자본주의사회의 잉여적 모형과 제도적 모형 외에 사회주의사회의 구조적 모형을 추가해서, 이 3개 모형을 일정한 비교척도에 따라서 비교분석하고 있다. Ramesh Mishra가 제시하고 있는 3개 모형중 잉여적 모형과 제도적 모형의 비교는 사실상 비교척도의 명목이 다를 뿐, 前(1)~(3)者의 비교내용과 큰 차이가 없다. Neil Gilbert와 Harry Specht의 모형은 매우 분석적이고 구체적인 모형이기는 하나, 그것은 주로 제도적 모형속에서의 복지서비스 전달체계를 다루고 있는 점에서 아직 제도적 모형 단계에 이르지 아니한 美軍政期의 보건의료 내지 사회복지모형을 논한다는 것은 의미가 적다고 할 수 있다. 그리고 前(1)~(3)者의 복지모형은 잉여적 모형과 제도적 모형만을 비교하고 있지, 구조적 모형은 도외시하고 있는 것이다. 이것은 종래에 東西 냉전의 결과에 의하여 학문방법이 기능주의적 접근방법(functional approaches)에 기울어져 왔던 데에 그 원인이 있었다. Ramesh Mishra가 잉여적 모형과 제도적 모형 이외에 구조적 모형까지를 함께 대비시켜 비교하고 있는 것은 의미 있는 학문적 업적으로서, 이 연구에서 美軍政期의 韓國 보건의료행정현상을 그의 모형에 의거해서 분석하고 있는 것도 그러한 데에 이유가 있는 것이다. 학문의 접근방법이 너무 기능주의적 접근방법에 기울어져 왔던 우리나라의 학문경향에 Ramesh Mishra의 이 복지모형은 보탬을 주는 이론이라 할 수 있다. 그리고 그의 비교척도 설정이 보다 종합적이고 또한 비교내용도 일정한 형이상학적 가정속에서 이루어지고 있다. 그래서 駐韓美軍政廳의 보건의료행정현상에 대한 분석에서는 표Ⅱ-5에서 제시한 Ramesh Mishra의 복지모형(視觀)에 의거해서, 駐韓美軍政廳의 보건의료행정현상을 비교척도(개인의 보건의료요구 충족에 대한 국가관여책임, 요구에 의거한 보건의료 혜택의 배분여부, 보건의료서비스의 범위, 보건의료서비스의 적용대상, 보건의료서비스의 급여수준, 국민소득중 보건의료서비스에 지출된 경비의 비중, 자산조사의 사용여부, 고객의 성격, 고객의 지위, 보건의료서비스의 지향, 및 비제도적 보건의료기관의 역할)에 따라 관찰분석하여, 복지모형(福祉視觀)상으로 잉여적 모형(Residual Model)과 제도적 모형(Institutional Model), 및 구조적 모형(Structural Model), 세가지중 어느 것에 해당하는 가를 검토하여 보았다.

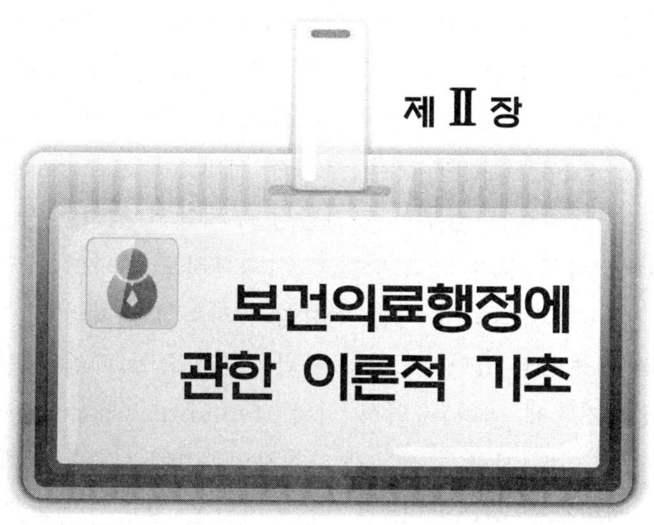

제 1 절 사회복지의 개념과 체계

사회복지(social welfare)는 사회구성원의 생활수준의 양적·질적 개선, 즉 「보다 나은 생활」을 가져오기 위한 공공적(또는 사회적) 시도라고 얘기할 수 있다. Walter A. Friedlander는 사회복지를 "개인이나 집단으로 하여금 그들의 능력을 충분히 개발하고 가족과 공동사회의 요구와 조화된 그들의 행복(well-being)을 증진할 수 있는 만족스러운 생활 및 건강수준과 개인적 사회관계를 확보할 수 있도록 하게 하기 위해서 설계된 여러 가지 사회서비스 (social services)와 제도(institutions)의 조직적 체계"라고 정의하고 있고,[1] R. C. Federico는"사회구조내의 모든 수준에 있어서 재정적·사회적 서비스체계를 통하여 사회적 기능을 개선하고 고통을 축소하는 수단"이라고 설명하고 있다.[2] Arther Miles는 공공복지를 최광의로는 "공공복리의 증진"뜻으로 쓰이고, 협의로는 국민의 행복을 증진시키기 위해서 정부후견하의 조세에 기초(tax-supported)한 모든 사회적 서비스(social services)를 뜻하며, 최협의로는 정부의 복지담당 부서에서 행하는 구체적인 사회서비스라고 정의 하고 있다.[3] 사회복지도 문화성을 지닌 개념으로서 시간과 공간에 따른 역사성과 사회성에 따라 그의 개념도 달리 해석되고 있다. 그래서 사회복지라고 할 때에 어떤 사람은 비정부기관에 의한 자의적 서비스(voluntary services)를 강조하고, 또 어떤 사람은 전문가(사회사업가 또는 의사 등)에 의한 대인적 서비스를 강조하며, 또 다른 사람은 정부기관에 의한 소득보장(income maintenance)을 강조하기도 한다.

사회복지를 협의로 해석하느냐 또는 광의로 해석하느냐에 따라, 이를 잉여적 개념(residual conception)과 제도적 개념(institutional conception)으로 모형화하는 것이 일반적 통례이다(제3절 Ⅱ항 참조). 잉여적 개념은 정상적 인간이나 가족은 적절한 사회경제적 행복을 누리나, 때때로 일어나는 불행이나 경제적 곤궁에 대해서는「임시적 구제」가 필요하다는 것이고, 제도적 개념은 현대산업사회에서 빈곤 기타 장애사유가 항시 존재하여 영구적인 복지체계가 제도화되어야 하겠다는 이론이다. 즉 잉여적 개념 속에서는 원칙적으로 개인의 수요는 가족과 시장경제를 통

1) Walter A. Friedlander & Robert Z. Apte, *Introduction to Social Welfare, 4th ed.* (Englewood Cliffs, New Jersey : Prentice-Hall Inc., 1974), p. 4.
2) Ronald C. Federico, *The Social Welfare Institution-An Introduction* (Lexington, Massachusetts : D. C. Heath and Company, 1973), pp. 6~7.
3) Arther Miles, *An Introduction to Public Welfare*(Boston : D. C. Heath and Company), 1949, p. 3.

해서 충족되어야 하며, 이러한 자연적 수요공급로가 차단되었을 때만 정부의 복지급부가 제공되어야 한다는 것이며, 제도적 개념하에서는 개인의 수요에 대한 복지서비스가 제1차적으로 정부에 의해서 충족되는 것이 정상적이라는 것이다. 그래서 前산업사회에서는 보다 잉여적으로 해석되어야 하고, 산업사회 내지 後산업사회에서는 보다 제도적으로 해석이 되게 된다. 사회복지를 구조적으로 이해할 때는 구조적 개념 (structural conception)으로 파악하게 된다. 이는 집단주의체제(사회주의국가)하에서의 사회복지를 말한다.

사회복지는 사회사업(social work 또는 social service)과 구분할 필요가 있다. 사회사업도 특히 전문사회사업가(social workers)에 의해서 이루어지는 전문직업성을 지닌 사회사업을 전문사회사업(professional social work)이라 하여 일반사회사업과 구별한다.[4] 사회사업을 일명 사회복지사업(social welfare service)이라 칭하기도 한다. 日本이나 韓國에서는 1940년대말 내지 1950년대에 美國의 사회사업(Social Work) 학문을 전수받아 이를 「사회사업」으로 호칭하다가, 1960년대 이후 복지국가(welfare state) 또는 사회복지(social welfare) 등의 용어가 범람하여 사회사업과 동일한 뜻으로 사회복지사업이란 용어가 쓰여지게 되었다. 韓國의 사회복지사업법상의 사회복지사업은 사회사업을 뜻하는 것이다.

사회복지(social welfare)는 사회보장(social security)과도 개념이 다르다. 사회보장은 보다 제도적이고 소극적이며 구체적인 개념인데 대해서, 사회복지는 보다 포괄적(제도적 및 비제도적)이고 적극적이며 추상적인 개념에 해당된다. 실천적 입장에서 정부의 프로그램으로 이해할 때에, 이를 사회보장이라고 한다. 사

4) Joyce Warham, *An Introduction to Administration for Social Workers* (London : Library of Social Work), 1975, p. 56.

회보장은 사회보험, 공적부조 및 공공서비스로 대별하는 것이 일반적 관례이다. 그러나 사회보장을 소득보장(사회보험 및 공적부조)으로 국한해서 해석하는 경우도 있다. Harry Calvert는 사회보장을 "소득의 제공을 보장하기 위해서 설계된 방편"이라고 정의하고, 실직, 산업재해, 장애 등에 대한 보상은 간접적으로 소득에 기여하는 면은 있지만 직접적인 소득보장은 아니므로 원칙적으로 이는 사회보장이 아니며, 다만 사회보장을 확대해석했을 때만 사회보장에 포함시킬 수 있다고 지적하고 있다.[5] 사회보장의 유형을 사회보험, 공적부조 및 공공서비스로 나눌 경우, 어느 유형에 보다 비중을 더 두고 있는가 하는 것도 역사성과 사회성을 지닌 문제이다. 사회의 발전단계를 前산업화단계, 산업화단계 및 後산업화단계로 삼분할 때, 사회보험과 공적부조중 前산업화단계에서는 공적부조에 치중하다가 산업화단계에 들어서서는 사회보험 중심으로 전이되고, 또 後산업화단계로 접어들고 있는 일부 국가에서는 공적부조의 확대형인 일반급부(demogrants)제도를 채택하는 방향으로 움직여가고 있다. 사회보험도 산업화수준에 따라 산업화도가 높은 나라(英國, 北歐)는 모든 국민으로 범위를 확대하고 있는데 대해서, 그렇지 않은 나라(후진국가)는 근로자로 한정하여 적용하는 경향이 있다.

의료, 교육 및 주택문제는 개인주의사회에서는 사회복지 또는 사회보장의 주변문제(peripheral affairs)로 이해되는데 반해서, 집단주의사회에서는 이들 문제가 사회복지 또는 사회보장의 기본문제(principal affairs)로 이해하게 된다. 그래서 잉여적 모형에서 제도적 모형을 거쳐 구조적 모형으로 옮아갈수록, 보건의료문제가 주변문제로부터 보다 더 기본문제로 해석하게 된다. 따라서, 제도적 모형하에서는 사회복지 개념에 보건의료 문제가 중요

5) H. Calvert, *Social Security Law*(London : Sweet & Maxwell, 1978), p. 9.

한 비중을 점하게 되고, 사회보장체계에서도 의료보장이 소득보장과 더불어 2개의 기본적인 부분체계를 형성하게 된다.

제2절 보건의료행정의 개념

보건의료행정(Public Administration for Health and Medicare)은 보건의료(Health and Medicare)에 관한 공공행정(Public Administration)을 뜻한다. 따라서, 보건의료행정에 관한 개념의 정립은 보건의료와 공공행정의 개념을 규정하는데서 출발하게 된다.

보건의료(Health and Medicare)는 인간의 질병을 예방(prevention) 내지 치료(curation)하는 일련의 전문적 활동을 말한다. 바꾸어 말하면, 보건의료는 인간의 건강(health)을 유지하기 위한 일련의 전문적 활동을 뜻하게 된다. 보건과 의료는 인간의 건강을 유지하기 위한 전문적 활동이라는 점에서 같은 의미를 지니고 있으나, 보건이 보다 일반적・예방적・비전문적・공중적 성향을 지니고 있는데 대해서, 의료는 보다 구체적・치료적・전문적・개별적 성향을 띠고 있다고 할 수 있다. 따라서, 보건은 “질병이 없는 상태”라고 정의 내릴 수 있다. 즉, 건강=무질병, 또는 불건강=질병이라는 등식으로 표현할 수 있을 것이다. 그러나 대체로 질병이라고 할 때는 인간의 신체적(육체적・정신적) 조건의 비정상상태를 뜻하고, 건강이라고 하면 인간의 신체적(육체적・정신적) 및 사회적 조건의 정상상태라고 이해되고 있다. 즉, 질병은 단순한 생리적 시각에서 본 개념인데 대해서, 건강은 생리적 시각(physiological perspectives)만이 아니라 사회적 시각(social perspectives)에서도 함께 본 개념에 해당된다. 보건은 보다 건강에 치중하는데 대해서, 의료는 보다 치료에 치중한다고도 할 수 있다. Claude Bernard가 건강을 내적인 신체의 환경내에서의 "동태적 균형상태(dynamic equilibrium)"라고 정의한 것이나,[6] Walter B. Cannon이 건강을 "신체체계의 평형상태(homeostasis of body system)"라고 규정한 것은[7] 자연환경과 건강을 개방적 시각에서 이해하고 있는 점에서 건강이라는 것이 매우 복잡한 의미를 지니고 있는 것이라는 것을 나타내고 있기는 하지만, 이들은 질병을 생리적 시각에서 이해하여 이러한 생리적 시각에서 본 질병이 없는 상태를 건강으로 보고 있는 것이다. 따라서, 질병은 생리적 시각에서 본 건강을 유지하기 위한 전문적 활동을 뜻하게 된다.

그런데, 세계보건기구(WHO : World Health Organization)는 그의 헌장에서 건강에 대한 정의를 생리적 시각에서만이 아니라, 사회적 시각에서도 함께 이해하고 있다. 즉, "건강은 완전한 신체적, 정신적, 사회적 행복의 상태이며, 단순한 질병 또는 허약의 결여상태를 의미하는 것은 아니다(Health is a state of complete physical, mental and social well-being and not merely the absence of disease or infirmity)"라고 규정하고 있는 것이다.[8] 이것은 사회의료학(Socio-Medicine)적 입장에서의 해석이다[9]. 사회의료학은 의료학을 자연과학과 사회과학의 접합학문으로 보고 있는 것이다. 즉, 사회목적을 달성하기 위한 수단으로

---

6) Claud Benard, *An Introduction to the Study of Experimental Medicine*(New York : Macmillan, 1927), Recited from Walter A. Friedlander & Robert E. Apte, *Introduction to Social Welfare, 4th ed.* (Englewood Cliffs, New Jersey : Prentice-Hall, Inc., 1974), p. 388.

7) Walter B. Cannon, *Bodily Changes in Pain, Hunger, Fear and Emotional Excitement*(New York : Appleton, 1929), Recited from Walter A. Friedlander & Robert E. Apte, *op. cit.*, ibid..

8) *Constitution of the World Health Organization*(1949. 8. 17字) 前文.

9) 사회의료학은 사회구성원의 건강을 다룬다는 의미에서 지역사회의료학(Community-Medicine) 이라고도 한다.

서의 건강보장을 보건의료로 이해하고 있는 것이다.

생리적 시각에서 보건의료를 이해하는 경우에는 보건의료를 인간의 육체적·정신적 문제를 해결하기 위해서 과학적 지식과 기술을 적용하는 것으로 정의할 수 있기 때문에, 이것은 보건전문가나 의사가 개인의 질병을 진단하여 치료하고 이를 예방하는 일련의 활동을 의미하며, 보건학이나 의학은 이러한 일련의 활동을 발전시키기 위한 지식(이론)과 기술(절차)에 관한 학문을 뜻하게 된다. 그러나 사회적 시각에서 보건의료를 이해하는 입장은 보건의료를 전체 사회구조내에 있어서의 하나의 사회제도상의 체계로 보고 있는 것이다. 대체로, 자연과학자는 전자의 입장에서 보건의료를 이해하고 있고, 사회과학자는 후자의 입장에서 이를 해석하는 경향이 있다.

보건의료를 사회적 시각에서 이해하게 되면, 보건의료의 목적인 건강은 인간개체와 사회환경 사이의 상호작용이며, 인간개체가 사회환경에 적응하는 상태를 뜻하게 된다. 개인의 건강을 공공적 입장에서 해석하게 되면, 이는 결국 공중보건의 개념으로 발전하게 된다. 개인의 질병을 예방하고 치료하는 것이 의료라면, 공중보건은 일반 공중의 건강을 증진하고 질병을 예방하는 것이다. 그래서 C. E. A. Winslow는 공중보건(Public Health)을 (가) 환경위생, (나) 전염병 통제, (다) 개인위생 교육, (라) 질병의 조기진단과 예방적 치료를 위한 의료 및 간호서비스의 조직화, 및 (마) 개인의 건강유지에 적절한 생활수준을 보장할 수 있는 사회적 장치의 개발을 위한 조직적인 공동체노력을 통하여, 인간의 ① 질병을 예방하고, ② 생명을 연장시키며, ③ 건강과 능률을 증진시키는 과학과 기술이라고 정의하고 있다.[10] 즉, 공중

10) C. E. A. Winslow, "The Untilled Field", *Modern Medicine, 2(March 1950),* p. 183(Recited from Walter A. Friedlander & Robert E. Apte, *op. cit.*, pp. 388~389).

보건의 목적을 개인이 사회에 적응할 수 있도록 하기 위해서, 건강을 증진하고, 질병을 예방하며, 질병을 치료하는데 있는 것으로 보고 있는 것이다. 공중보건은 사회구성원 각자의 개별적 건강의 단순한 총화(the aggregated sums)로 이해하기 보다는 사회구성원 전원이 유기적으로 결합된 한 사회체의 생리적 건강을 보존하는 것으로 이해되게 된다. 따라서, 공중보건은 당해 사회구성원 각자의 개별적 노력만이 아니라, 동 사회체의 집단적 노력이 동반되어야 한다. 美國 의학원(Institute of Medicine)도 공중보건을 국민건강을 보장하기 위한 사회의 집단적 노력이라고 정의하고 있다. 그래서 비록 개인의 보건의료요구(needs for health and medicare)는 당사자 본인의 책임으로 충족시켰지만, 공중보건은 원칙적으로 국가 또는 지방공공단체의 공공책임으로 인식이 되었던 것이다. 물론, 개인의 보건의료요구도 오늘날 20세기 복지국가 하에서는 국가의 적극적 지원(의료보험, 의료보호 등)을 통하여 충당되고 있다.

사회복지를 단순한 인간의 생존(survival)을 넘어선 인간의 행복(the well-being)을 증진하는 것으로 볼 것 같으면, 질병으로부터의 해방 즉 건강은 사회복지의 중요한 부분체계를 구성하게 되는 것이다. 국제연합(the United Nations)은 사회복지를 "개인이나 공동체로 하여금 그들의 기본적 요구(basic needs)를 충족시키고 그들의 행복(well-being)을 증진 시키는데 도움을 주기 위한 조직적 활동이다."라고 정의하고 있고,[11] Harold Wilensky와 Charles Lebeaux도 사회복지를 "주민의 경제적 조건, 건강 또는 대인능력을 유지하고 증대시키는데 기능하는 여러 기관, 제도, 및 프로그램의 조직적 체계이다."라고 규정하고 있다.[12] 빈곤

11) *The Development of National Social Welfare Programmes* (New York : United Nations, 1959).

12) H. Wilensky and C. Lebeaux, *Industrial Society and Social Welfare* (New York : Russel Sage Foundation, 1958), p. 17

과 질병으로부터의 해방은 인간의 행복을 보장하는데 중요한 요소가 되므로, 빈곤과 질병으로부터의 탈피는 사회복지의 중요한 목적과업이 된다. 그래서 사회보장(social security)에서도 소득보장(income security)과 의료보장(medical security)은 2대 기축이 되고 있는 것이다. 따라서, 국민보건의료에 관한 국가의 관여는 공중보건, 의료 및 의료보장, 세 가지 방면에서 이루어지고 있다.

〈표 II-1〉 2015년 현재 한국의 보건의료 및 의료보장 분야의 입법상황

분류	관계법령		
	법률	대통령령	부령
보건	보건의료기본법	동법 시행령	
의료	국민건강증진법	동법 시행령	동법 시행규칙
	의료법	동법 시행령	동법 시행규칙
	의료분쟁조정법	동법 시행령	동법 시행규칙
	인체조직법	동법 시행령	동법 시행규칙
	장기이식법	동법 시행령	동법 시행규칙
	구강보건법	동법 시행령	동법 시행규칙
	정신보건법	동법 시행령	동법 시행규칙
	지역보건법	동법 시행령	동법 시행규칙
	응급의료에 관한 법률	동법률 시행령	동법률 시행규칙
	공중보건장학법	동법 시행령	동법 시행규칙
	의료기사법	동법 시행령	동법 시행규칙
	농어촌의료법	동법 시행령	동법 시행규칙
	혈액관리법	동법 시행령	동법 시행규칙
	식품위생법	동법 시행령	동법 시행규칙
	건강기능식품법	동법 시행령	동법 시행규칙
	식품안전기본법	동법 시행령	
	위생사에 관한 법률	동법률 시행령	동법 시행규칙
	공중위생관리법	동법 시행령	동법 시행규칙
	장사 등에 관한 법률	동법률 시행령	동법률 시행규칙
	시체해부법	동법 시행령	동법 시행규칙
	결핵예방법	동법 시행령	동법 시행규칙
	감염병예방법	동법 시행령	동법 시행규칙
	에이즈예방법	동법 시행령	동법 시행규칙
	암관리법	동법 시행령	동법 시행규칙

	검역법	동법 시행령	동법 시행규칙
	모자보건법	동법 시행령	동법 시행규칙
	생명윤리법	동법 시행령	동법 시행규칙
藥事	藥事法	동법 시행령	동법 시행규칙
		의약품 등의 제조업 및 수입자의 시설기준령	
		동물 약국 및 동물용 의약품 등의 제조업 수입자와 판매업의 시설기준령	
	천연물신약개발법	동법 시행령	
	화학물질관리법	동법 시행령	동법 시행규칙
	화학물질등록평가법		
	마약류관리법	동법 시행령	동법 시행규칙
	화장품법	동법 시행령	동법 시행규칙
의료 보장	국민건강보험법	동법 시행령	동법 시행규칙

자료 : 국가법령정보센터

보건의료가 인간의 질병을 예방 내지 치료하는 일련의 전문적 활동을 의미하기 때문에, 보건의료에 있어서는 전문직(professionals)의 역할이 매우 중요하다고 할 수 있다. 물론, 인간의 건강유지에는 공중보건 당국과 본인의 노력도 중요하지만, 일단 질병을 예방하고 이를 치료하는 데는 의사를 비롯한 보건의료인의 전문적인 지식과 기술이 중심 역할을 하게 된다. 전문직은 의사, 법률가, 사회사업가, 교원 등과 같이 전문적 지식·기술(특히 지식)을 가지고 사회적 역할을 이행하고 있는 직업인을 말한다. Webster 사전은 전문직은 "수공적 기술을 가지고 하는 일보다도 학식을 필요로 하는 직업(a vocation that requires learning rather than work with the hands)"이라고 정의하고 있다. 이것은 전문직이 단순한 기술을 가지고 일정한 전문분야의 업무에 종사하는 기능직(specialists)이 아니라, 장기간의 교육을 통하여 축적된 전문적 지식을 가지고 일정한 전문분야의 업무에 종사하는 직업인이라는 것을 말한다. 따라서, 전문직은 ① 전문성(professionalities), ② 소명성(a calling of sense), 및 ③ 자율성(autonomy)을 그의 중요한 속성으로 삼는다.[13)]

보건의료에 종사하는 전문직은 의사(physicians)가 대표적 존재이지만(치과의사, 한의사 포함), 간호사, 조산사, 의료기사, 약사나 조리사, 영양사 등도 중요한 역할을 하며, 보건의료를 단순한 생리적 시각에서만이 아니라 사회적 시각에서 해석할 때는 사회사업가(social workers) 등도 중요한 위치를 차지하게 된다. 韓國의 「의료법」에서는 의료인을 의사, 치과의사, 한의사, 조산사 및 간호사로 규정하고 있고,[14)] 「의료기사법」에서는 의료기사의 종별을 임상병리사, 방사선사, 물리치료사, 작업치료사, 치과기공사 및 치과위생사로 정하고 있다.[15)] 그리고 「藥事法」에서 藥師 및 한약사를 규정하고 있고,[16)] 「식품위생법」에서는 조리사와 영양사를 규정하고 있다.[17)]

공무원임용령 및 지방공무원임용령에서도 보건의료 분야에 종사하는 공무원의 직렬이 마련되어, 이들이 정부기관에서 전문직으로서의 역할을 다할 수 있도록 하고 있다. 첫째, 국가공무원의 경우, 공무원임용령에서 보건의료 관련 직렬이 설치되어 있고, 둘째, 지방공무원의 경우도 지방공무원임용령에서 보건의료 관련 직렬이 설치되어 있다.

13) Richard N. Hall, "Professionalization and Bureaucratization", *American Sociological Review, 33(February 1968)*, pp. 92~104 참조.
14) 2007년 4월 11일자 법률 제8356호, 「의료법」, 제2조.
15) 2011년 11월 22일자 법률 제11102호, 「의료기사법」, 제2조.
16) 2014년 3월 18일자 법률 제12450호, 「약사법」, 제3조.
17) 2014년 5월 28일자 법률 제12719호, 「식품위생법」, 제51 및 52조.

<표 II-2> 국가공무원 보건의료 관련 직렬 및 직류
(2014년 6월 30일 개정 「공무원임용령」 별표 1)

직군	직렬	직류	계급 및 직급						
			3급	4급	5급	6급	7급	8급	9급
기술	수의	수의	부이사관	기술서기관	수의사무관	수의주사	수의주사보		
	보건	보건			보건사무관	보건주사	보건주사	보건서기	보건서기보
	의료기술	의료기술			의료기술사무관	의료기술주사	의료기술주사보	의료기술서기	의료기술서기보
	의무	일반의무			의무사무관				
		치무							
	약무	약무			약무사무관	약무주사	약무주사보		
		약재							
	간호	간호			간호사무관	간호주사	간호주사보	간호서기	
	간호조무	간호조무			간호조무사무관	간호조무주사	간호조무주사보	간호조무서기	간호조무서기보

<표 II-3> 지방공무원 보건의료 관련 직렬 및 직류
(2013년 11월 20일 개정 「지방공무원임용령」 별표 1)

직렬	직류	계급								
		1급	2급	3급	4급	5급	6급	7급	8급	9급
수의	수의	지방관리관	지방이사관	지방부이사관	지방서기관	지방수의사무관	지방수의주사	지방수의주사보		
보건	보건					지방보건사무관	지방보건주사	지방보건주사보	지방보건서기	지방보건서기보
의료기술	의료기술					지방의료기술사무관	지방의료기술주사	지방의료기술주사보	지방의료기술서기	지방의료기술서기보
의무	일반의무					지방의무사무관				
	치무									

약무	약무 약재					지방 약무 사무관	지방 약무 주사	지방 약무 주사보		
간호	간호					지방 간호 사무관	지방 간호 주사	지방 간호 주사보	지방 간호 서기	
보건 진료	보건 진료					지방 보건 진료 사무관	지방 보건 진료 주사	지방 보건 진료 주사보	지방 보건 진료 서기	

※ 지방공무원 보건의료 관련 직급상의 직군은 국가직과 마찬가지로 기술직군임.

보건의료 관련 전문직이 가지는 전문적 권위는 그들의 전문적 지식(내지 기술)에 기초하고 있으며, 이를 공적으로 인정해 주는 것이 면허에 해당된다. 韓國에서도 의사, 치과의사, 한의사, 조산사 및 간호사가 되고자 하는 자는 「의료법」에 의해서 일정한 교육과정을 마치고 국가시험에 합격한 후 보건복지부장관의 면허를 받아야 하도록 규정하고 있고,[18] 의료기사(임상병리사, 방사선사, 물리치료사, 작업치료사, 치과기공사 및 치과위생사)가 되고자 하는 자도 「의료기사법」에 의해서 일정한 교육과정을 거치고 국가시험에 합격한 후 보건복지부장관의 면허를 받아야 하도록 규정하고 있다.[19] 그리고 「식품위생법」에 의해서, 조리사가 되고자 하는 자는 국가기술자격법에 의한 자격을 얻은 후 시・도지사의 면허를 받아야 하고, 영양사가 되고자 하는 자는 일정한 교육과정을 마치고 영양사 자격시험에 합격한 후 보건복지부장관의 면허를 받아야 하도록 규정하고 있다.[20] 또한, 「藥事法」에 의해서 藥師가 되고자 하는 자도 일정한 교육과정을 거치고 국가시험에 합격한 후 보건복지부장관의 면허를 받도록 규정하고 있다.[21]

18) 2015년 1월 28일자 법률 제13108호, 「의료법」, 제 5, 6, 및 7조.
19) 2011년 11월 22일자 법률 제11102호, 「의료기사법」, 제4조.
20) 2015년 2월 3일자 법률 제13201호, 「식품위생법」, 제51 및 52조.
21) 2015년 1월 28일자 법률 제4268호, 「藥事法」, 제3조.

이들 전문직은 법에 의해서 독점적 전문권력을 보장받게 되는 것이다. 즉, 법에 의해서, 이들만이 의료행위를 할 수 있는 권력이 향유되게 된다. 그리고 공직에 있어서도 이들에 대한 직렬(series)이 독립적으로 설정되어, 이들에 의해서만 당해 직렬에 해당되는 공직에 임용될 수 있게 된다.

보건의료행정은 보건의료목적을 달성하기 위한 행정, 즉 공공행정을 말한다. 행정의 개념을 규정하는데 있어서는, 대체로 행정의 주체를 기준으로 하여 정부(중앙정부 및 지방정부)나 공공기관에서 이루어지는 활동을 행정으로 보고 있는 경향이 짙은 것 같다. Herbert A. Simon 등은 행정을 美國의 경우, 연방정부, 주정부 및 지방정부의 입법부・사법부를 제외한 집행부(the Executive Branches), 연방의회나 주의회에 의해서 설치된 독립행정위원회, 정부투자기관(공사), 및 기타 특수 성격을 지닌 기관의 활동을 행정으로 보고 있다.[22] 이런 이론에 의하면, 집행부(행정부)의 활동을 연구하는 執行府學(行政府學)이 행정학이 되는 셈이다, 행정을 그의 주체를 기준으로 해서 개념을 규정하는 것은 행정이 이루어지는 章(locus)을 기준으로 해서 행정을 규정하는 것이다.

여기에 대해서, Nicholas Henry는 행정의 개념은 행정의 실체 즉 기능(focus)을 기준으로 해서 규정하고 있다. 그는 행정의 개념을 章(locus)을 기준으로 한 소위 제도적 차원(institutional dimensions)에서만이 아니라, 기능적 차원에서도 규정되어야 한다고 주장하고 있다.[23] 그가 말하는 실체(focus)는 공익(public interest), 또는 공공문제(public affairs)를 말하는 것으로서, 행정은 공익 또는 공공문제에 해당되는 것이라는 뜻이 된다. 이러

22) Herbert A. Simon, Donald W. Smithburg & Victor A. Thomson, *Public Administration*(New York : Alfred A. Knopf, 1962), pp. 7~8.

23) Nicholas Henry, "Paradigms of Public Administration", The American Society for Public Administration, *Public Administration Review, July/August* 1975, pp. 378~386.

한 이론에 의하면, 私設 보건의료기관의 보건의료 활동이 비록 주체(locus)를 기준으로 하여 행정의 개념을 규정하게 될 경우 행정의 범주에 들어가지 않지만, 이 私設 의료보건기관이 공익 또는 공공문제에 해당하는 보건의료활동에 참여하거나, 또는 국가의 보조금으로 공익 또는 공공문제인 보건의료업무를 수행한다면, 이는 바로 공공보건의료행정에 해당하게 된다. "공익" 또는 "공공문제"를 "조세에 기초한(tax-supported)"활동으로 규정할 때, 私設 의료기관의 의료보험 및 의료보호활동은 조세에 기초한 활동에 해당되기 때문이다.

그런데, 행정의 개념을 파악하는데 있어서, 구조론, 과정론, 체제론, 및 정책론 가운데서, 구조론과 과정론에 기초할 것 같으면, 주체와 실체이외에 과정을 함께 파악할 필요가 있다. 행정학이 美國에서 정치학으로부터 분화되어 독립적으로 창설될 초기에는, W. Willson이나 L. D. White 등의 기술적 행정학파의 정치행정이원론에 기초한 행정관리론이 주장되었다.[24] 그것은 행정을 정책의 구체적인 실현 과정으로 이해하였던 것이다. 그 후, 정치행정일원론(기능적 행정학파의 이론)이 제기되고, 여기에서는 행정의 개념을 관리영역과 더불어 정책영역까지 확대해석하고 있다.[25] 제2차 세계대전 이후에 체제론이 대두되고, 1960년대 이후 「정책과학(Policy Science)」이 Harold D. Lasswell이나 Yehezkel

---

24) W. Wilson, "The Study of Administration", *Political Science Quarterly,* Vol. 11, No. 1, June 1887.
L. D. White, *Introduction to the Study of Public Administration* (New York : MacMillan, 1926), pp. 4~5.
Luther H. Gulick, "Notes on the Theory of Organization", Luther H. Gulick & Lyndall Urwick, eds., *Papers on the Science of Administration*(New York : Institute of Administration, 1937), pp. 3~13.

25) Paul Appleby, *Policy and Administration*(University of Alabama Press, 1949), p. 170.
Marshall E. Dimock, *Modern Politics and Administration* (American Book Company, 1937), p. 243.

Dror 등에 의해서 독립된 분과학(a discipline)으로서의 위치를 굳히고 있다.[26] 그러나 행정학의 연구대상인 공공행정을 구조론 내지 과정론의 입장에서 해석할 경우, 이는 주체(locus), 및 실체(focus)와 더불어 과정(process), 3개의 기준에 의해서 규정되어야 한다. 따라서, 행정학의 연구대상인 공공행정은 주체상으로 순공공기관 즉 정부기관과 준공공기관(예 : 정부투자기관과 같은 반공반사기관)의 활동으로 한정하고, 실체상으로는 공공문제(public affairs)를 연구대상으로 삼으며(이 공공문제는 모든 사회구성원의 요구 내지 이해관계에 해당하는 것), 과정상으로는 구체적 프로그램과 이의 수행을 위한 인적·물적 자원의 조직화과정을 연구대상으로 삼게 된다.

제3절 보건의료행정에 관한 분석의 틀

Ⅰ. 국민생활요구의 경제적·사회적 배분원리와 국민보건의료서비스에 관한 학문적 접근방법

국민에 대한 보건의료서비스를 국가가 책임져야 하느냐, 그렇지 않으면 당사자 본인이 책임져야 하느냐에 대한 시각에 차이가 있을 수 있고, 이 시각에 따라 실천적으로 국민보건의료를 국가가 전적으로 책임을 지는 국가도 있고, 반대로 개인이 책임을 지

---

26) Harold D. Lasswell, "The Policy Orientation", Daniel Lerner and Harold Lasswell, eds., *The Policy Science*(Stanford, California : Stanford University Press, 1951). Yehezkel Dror, "Policy Analysys : A New Professional Role in Government Service", The American Society for Public Administration, *Public Administration Review (September 1967)*, pp. 197~203.

는 국가도 있다. 사회주의국가에서는 원칙적으로 국가가 국민생활에 대한 전책임을 지고 있기 때문에, 국민보건의료에 대해서도 국가가 책임을 지고 있고, 자본주의국가에서는 원칙적으로 개인이 자신에 대한 생활책임을 지고 있기 때문에, 국민보건의료는 국민 각자의 책임하에서 이루어지고 있다. 이것은 국가의 사회경제체제의 차이에서 나오는 것이다. 사회경제체제의 차이에 따라, 인간생활의 「요구(needs)」충족수단에 대한 배분원리에 차이가 나타나기 때문이다. 물론, 자본주의체제도 18~19세기의 고전적 자본주의체제(예 : 16~17세기의 英國)와 20세기의 수정자본주의체제(예 : 오늘날의 美國, 日本, 韓國 등)로 二分하고, 사회주의체제도 정통사회주의체제(예 : 舊蘇聯, 北韓 등)와 수정사회주의(사회민주주의)체제(예 : 스웨덴, 노르웨이 등)로 二分할 경우, 고전적 자본주의체제에서 수정자본주의체제와 수정사회주의체제를 거쳐 정통사회주의체제로 넘어올수록 국민생활에 대한 책임이 개인에서 보다 국가쪽으로 기울어지고 있고, 반대로 정통사회주의체제에서 수정사회주의체제와 수정자본주의체제를 거쳐 고전적 자본주의체제로 옮아 갈수록 국민생활에 대한 책임이 개인쪽으로 기울어지게 되는 것이다. 이것은 바로 경제적·사회적 배분원리가 보다 개인주의방법에 기초하고 있느냐, 이와 반대로 집단주의방법에 근거하고 있느냐의 차이를 말해주는 것이다.

오늘날의 국민의 생활은 자본주의국가나 사회주의국가 모두가 제1차적으로 경제활동과정(생산~소비)을 통하여 경제적 배분(즉 노동의 대가인 임금 기타의 배분)이 이루어지고, 제2차적으로 사회복지급여에 의해서 제1차적 배분결과에 대한 재조정(즉 소득 기타의 격차의 압축)을 하고 있는 것이다. 사회적·경제적 배분원리를 실적제(meritocracy), 근로량제(workocracy) 및 요구제(needocracy) 세 가지로 나누고, 사회경제체제를 고전적 자본주의체제, 수정자본주의체제, 수정사회주의(사회민주주의)체제, 및 사회주의체제, 네 가지로 모형화하여, 이들 각 체제모형별 배분원리를 다음(표 Ⅱ-4)과 같이 모형화 할 수 있다.[27] 실적제는 실적(merit)에 비례하여 배분하는 것이고, 근로량제는 근로한 양(work)에 따라 배분하는 것이며, 요구제는 요구(need)에 의거하여 배분하는 것이다.

〈표 Ⅱ-4〉 사회경제체제모형과 경제적 · 사회적 배분원리

사회경제체제 / 배분과정		자본주의체제		사회주의체제	
		고전적 자본주의체제	수정 자본주의체제	수정 사회주의체제	사회주의 체제
경제적 배분과정	생산수단	실적제	실적제	실적제 ※제한적 직접규제	× ※사회화
	소득 내지 소비수단	실적제	실적제	실적제 ※제한적 직접규제	근로량제 ※집단관리
사회적 배분과정	생산수단	×	×	×	×
	소득 내지 소비수단	×	요구제 ※최저한의 요구충족	요구제	요구제

고전적 자본주의체제는 경제적 배분과정에서는 경제재(생산재와 소비재)가 시장조작을 통하여 실적제에 따라 배분되고, 사회적 배분과정은 원칙적으로 없는 경우이다. 수정자본주의체제에서는 경제적 배분과정은 고전적 자본주의체제와 같으나, 요구제에 의거하여 사회적 배분과정이 뒤따르는 경우이다. 그러나 이때의 요구제에 의한 사회적 배분은 저소득수준(low income level) 즉 빈곤선(poverty line) 이하의 범주에 해당하는 사람에게만 국한

27) 申相俊, "駐韓美軍政廳의 福祉政策基調", 「福祉行政論叢」, 제2집(대구 : 한국복지행정학회, 1992), pp. 5~8.

된다. 수정사회주의(사회민주주의)체제는 경제적 배분과정에서 원칙적으로 실적제에 따라 경제재(생산재 및 소비재 포함)의 私有가 인정되는 점은 수정자본주의체제와 차이가 없으나, 여기에서는 경제재의 私有制에 국가가 「직접적」으로 규제를 가하게 된다. 생산재에 대한 규제로서의 토지소유상한선의 설정이나 소비재에 대한 규제로서의 소득의 하한선 또는 상한선의 설정인 최저임금제 또는 최고임금제와 같은 것이 이의 사례에 해당된다. 사회적 배분도 소비재의 경우 요구제에 의거함으로써, 수정자본주의체제의 경우와 차이가 없으나, 다만 일정선(빈곤선) 이상의 범주에 들어가는 사람들에 대한 실적제 적용이 다소 제약을 받게 된다. 사회주의체제에서는 경제적 배분에 있어서 생산재는 사회화가 되어(국유화 또는 협동단체 소유화) 개인적 배분의 대상이 되지 않으나, 소비재는 어느 정도 근로량제에 따라 개인에게 배분된다. 사회적 배분은 소비재의 경우 원칙적으로 요구제에 의거하게 된다.

따라서, 이러한 시각(자본주의 대 사회주의)에 따라서, 국민보건의료서비스에 관한 학문적 접근방법이 보다 기능주의적 접근방법(functionalistic approaches)에 기울어지기도 하고, 보다 구조주의적 접근방법(structuralistic approaches)에 편중되기도 하는 것이며, 또한 현실적인 사회경제체제(자본주의체제 대 사회주의체제)에 따라서, 국민보건의료서비스방법도 기능주의적 접근방법에 기울어지기도 하고, 구조주의적 접근방법에 편향되기도 하는 것이다.

Ⅱ. 보건의료행정에 관한 분석의 틀

사회복지의 부분체계인 보건의료에 관한 분석의 틀은 사회복지에 관한 일반 분석의 틀을 원용할 수 있다. 英美國家에서 복지모형을 제시하고 있는 대표적 학자의 이론을 보면 다음과 같다.

1. Richard M. Titmuss의 모형

Richard M. Titmuss는 사회정책의 모형을 (가) 잉여적 모형(The Residual Welfare Model), (나) 산업성취모형(The Industrial Achievement-Performance Model), 및 (다) 제도적 재분배모형(The Institutional Redistributive Model)으로 三分하고 있다. 그에 의하면, 잉여적 모형은 개인의 요구(needs)가 자유시장과 가정에 의해서 충족되며, 이것이 파괴되었을 때에만 국가의 사회복지가 기능을 행하게 되는 경우(예 : 英國의 Poor Law, 즉 빈곤법의 초기)이고, 제도적 모형은 자유시장권 밖에서 요구의 원칙에 의거하여 보편적 서비스를 제공하는 주요 사회통합제도(a major integrated institution in society)이며, 잉여적 모형과 제도적 모형의 중간형인 산업성취모형은 요구가 업적에 입각해서 충족되어야 한다는 것으로서, 이는 경제의 보조장치(adjuncts)로 사회복지 역할을 담당하게 되는 것으로 설명하고 있다.[28)]

2. Harold L. Wilensky와 Charle N. Lebeaux의 모형

H. L. Wilensky와 C. N. Lebeaux는 사회복지의 개념을 잉여적 개념(Residual Conception)과 제도적 개념(Institutional Conception)으로 나누고, 이를 R. M. Titmuss의 경우와 같이 잉여적 모형은 美國의 1929년의 大恐慌 이전과 같이 개인의 요구가 가족과 시장경제라는 자연적 계통을 통하여 충족되고, 이 계통이 가능하지 않을 때에 국가의 사회복지가 하나의 자선으로서 이루어지는 것이고, 제도적 모형은 개인의 건강과 행복을 충족시켜주기 위하여 마련된 "조직화된 사회서비스 제도"라고 정의하면서, 美國사회의 현대적 복지제도(제도적 모형)의 특징으로서 ①공식조직, ② 사회적 후견, ③이윤동기의 결

---

28) Richard M. Titmuss, *Social Policy,* edited by Brian Abel-Smith & Kay (London : George Allen & Unwin, 1974), pp. 30~32.

여, ④기능적 일반화 즉, 인간 요구의 통합적 고찰, 및 ⑤인간소비 요구에 대한 직접적 배려를 들고 있다.[29)]

3. Ronald C. Federico의 모형

R. C. Federico는 사회복지 개념을 제도적 사회복지제도(institutionalized social welfare system)와 잉여적 사회복지제도(residual social welfare system)로 이분하고 이를 다음과 같이 비교하고 있다.[30)]

제도적 사회복지제도	잉여적 사회복지제도
사후치료적-제도적서비스(curative-institutionalized service) : 문제가 일어났을 때에 돕는 사후치료적서비스(예: 무료병원치료)	사후치료적-잉여적서비스(curative-residual service) : 문제가 일어났을 때에 자격요건을 갖춘 사람을 돕는 서비스(예 : 무료의료)
사전예방적-제도적서비스(preventive-institutionalized service) : 미래의 개인적·사회적 문제의 발생을 예방하는 서비스(예 : 무료의료)	사전예방적-잉여적서비스(preventive-residual service) : 미래의 개인적·사회적 문제의 발생을 예방하는 일정한 자격자에 대한 서비스(예 : 사회보장)
재활적-제도적서비스(rehabilitative-institutionalized service) : 문제를 가지고 있는 사람이 그 문제를 극복하고 다시는 그런 문제를 피할 수 있도록 돕는 서비스(예 : 무료부부문제상담)	재활적-잉여적서비스(rehabilitative-residual service) : 문제를 가지고 있는 사람 중 일정한 자격요건을 갖추고 있는 사람이 그 문제를 극복하고 미래에 그런 문제가 재생하지 않도록 하는 서비스(예 : 공적부조를 받는 사람에 대한 WIN : work incentive programs)

4. Neil Gilbert와 Harry Specht의 모형

Neil Gilbert와 Harry Specht는 복지서비스의 접근성, 통합

29) Harold Wilensky & Charles N. Lebeaux, *Industrial Society and Social Welfare* (New York : The Free Press, 1965), pp. 138~140).

30) Ronald C. Federico, *The Social Welfare Institution–An Introduction* (Lexington, Massachusetts : D. C. Heath and Company : 1973), pp. 4~5.

성, 및 지속성을 유지하기 위한 전달체계의 구성대안으로서 (가) 기본 권위구조모형을 제시한 후 (나)전문직의 행태에 대한 복지기획관의 시각에 따른 복지서비스 전달체계 구성대안을 마련하고, (다)조직의 행태에 대한 복지기획관의 시각에 따른 복지서비스 전달체계 구성대안을 제시하고 나서, (라)조직의 행태와 전문직의 기능에 대한 시각과의 상호작용에 따라 지향(orientation) 상의 복지서비스 전달체계 구성대안을 제의하고 있다.[31)]

(가) Neil Gilbert와 Harry Specht는 복지서비스의 전달체계(delivery system)에 있어서 복지서비스는 접근성(accessibility), 통합성(integrity) 및 지속성(continuity)이 유지되어야 함을 지적하고, 그의 유지방법으로서의 기본 권위구조모형을 제시하고 있다.

<table>
<tr><td rowspan="5">의사결정권위 재구성</td><td rowspan="2">① 조정</td><td>중앙집권화</td></tr>
<tr><td>연합</td></tr>
<tr><td rowspan="3">② 시민참여</td><td>비재배분참여</td></tr>
<tr><td>명목참여</td></tr>
<tr><td>재배분참여</td></tr>
<tr><td rowspan="2">업무배정재편</td><td>③ 역할부가</td><td></td></tr>
<tr><td>④ 전문직분리</td><td></td></tr>
<tr><td rowspan="3">전달체계구성단위 변경</td><td>⑤ 특수접근구조</td><td></td></tr>
<tr><td rowspan="2">⑥ 의도적 중복화</td><td>경쟁중복</td></tr>
<tr><td>분리중복</td></tr>
</table>

① 조정(coordination)은 구성단위조직사이의 업무조정을 위해서 중앙집권화(centralization)하거나 연합체제(federation)를 형성하는 것이다. 중앙집권화는 연합체제에 비해서 조정의 강도가 큰 것이다. ② 시민참여(citizen participation)는 복지기관 상호간과 주민들 사이의 의사결정 권위의 재구성을 위한 것이다. 非

31) Neil Gilbert and Harry Specht, *Dimensions of Social Welfare Policy* (Englewood Cliffs, New Jersey : Prentice Hall Inc., 1974), pp.107~123, & 129~135.

재배분참여(non-redistributive participation)는 기존권위 변동이 없는 의사참여이고, 명목참여(nominal participation)는 참여가 명목에 그쳐 의사형성에 실질적 영향이 별로 없는 경우이며, 재배분참여(redistributive participation)는 시민에게 실질적인 참여권을 부여하는 것이다. ③ 역할부가(role attachment)는 지방의 비전문보조원을 충용하여 이들로 하여금 전문가와 고객간의 인간적 연결을 도모하자는 것이다. ④ 전문직 분리(professional disengagement)는 전문직에 대한 조직체의 규제를 완화하여 그들의 자율성을 보장해주는 것이다(예 : 보수를 봉급제〈salary〉로 부터 수당제〈fees〉로 전환하는 것). ⑤ 특수접근구조(special access structure)는 전문가와 고객 사이의 접근기능만을 전담하는 특별기구(예 : 상담실)를 구성하는 것이다. ⑥ 의도적 중복화(purposive duplication)는 고객의 접근을 쉽게 하기 위하여 서비스기구를 의도적으로 중복설치하는 것이다. 경쟁중복(competition)은 기존전달체계안에 중복되는 새로운 기구를 설치하는 것이고, 분리중복(separatism)은 기존전달체계 밖에 중복되는 신기구를 마련하는 것이다.

(나) Gilbert와 Specht는 전문직의 행태를 신분발양(status enhancement)과 봉사(service) 2개로 보면서, 복지기획관은 전문직이 신분발양적 경향이 짙다고 생각될 때는 그들의 특권을 제한하고, 반대로 그들이 봉사적 성향이 농후할 경우에는 그들의 재량을 확대하도록 하여야 하며, 그렇게 하기 위해서는 다음과 같은 서비스전달체계를 구성하여야 한다고 제의하고 있다.

서비스전달체계구조	전문직에 대한 복지기획관의 시각	
	신분발양적일 때	봉사적일 때
권위와 통제 부여처 (권위재구성)	시민참여	조정
과업수행자 (업무 배당 재편성)	역할부가	전문직 분리
전달체계구성단위변경	의도적 중복화	특수접근구조

(다) 그리고 이어서 그들은 조직의 행태, 즉 서비스 전달망구조에 관한 복지기획관의 시각에 따라 서비스 전달체계 구성대안을 다음과 같이 제시하고 있다.

서비스 전달체계구조	서비스 전달망 구조에 관한 시각	
	폐쇄제	개방제
권위 와 통제 부여처 (의사결정권위 재구성)	조정	시민참여
과업수행자 (업무 배당 재편성)	역할부가	전문직 분리
전달체계구성단위변경	기존상황 그대로 불변	의도적 중복 특수접근구조

조직의 행태가 개방형(open system model), 즉 유기체형(natural system model)일 때는 고객에게 권위와 통제권을 할애하고(시민참여), 조직계서제 밖으로 전문직을 내보내며(전문직 분리), 고객에 대한 경쟁구성단위를 신설(특수접근구조 또는 의도적 중복)하는 반면, 조직행태가 폐쇄형(closed system model), 즉 합리형(rational model)일 때는 능률증진을 위해서 권위와 통제권을 서비스 조직망 안에 두고(조정), 서비스 조직망의 기능을 개선하기 위한 신역할을 부가(역할부가)해야 한다고 하고 있다.

(라) 그들은 전문직의 기능에 관한 시각(신분발양 대 서비스)과

조직의 행태에 관한(개방제 대 폐쇄제) 양자의 상호작용에 따라서, 관료의 합리성과 전문직의 전문성을 어떻게 배합할 것인가에 대한 서비스 전달체계 구성대안을 다음과 같이 마련하고 있다.

구 분		전문직의 기능에 관한 시각	
		서 비 스	신 분 발 양
조직행태에 관한 시각	폐쇄제	전문직/관료 (professional/bureaucrat) ◎ 조정	비전문직/관료 (egalitarian/bureaucrat) ◎ 역할부가
	개방제	전문직/비관료 (professional/activist) ◎전문직분리 : 특수접근구조	비전문직/비관료 (egalitarian/activist) ◎ 시민참여 : 의도적 중복

① 봉사형~폐쇄형(전문직/관료) : 관료의 합리성과 전문직의 전문성과의 상호보완을 전제로 해서 관료조직 속에서 전문직의 능력을 최대한으로 발휘케 하는 지향유형이다.

② 신분발양형~폐쇄형(비전문직/관료) : 관료조직속에서 전문직의 능력을 최대한 발휘케 하는 것은 제1형과 마찬가지이지만, 전문직은 서비스 전달보다도 전문적 지식기술에 더 관심이 있으므로(즉 자기신분발양적) 비전문직이 부가되는 지향유형이다.

③ 봉사형~개방형(전문직/비관료) : 행정적 통제권위를 희생시켜서 조직이 가장 고객에게 잘 이용되도록 함과 동시에, 전문직의 기능을 최대로 발휘할 수 있게 하는 지향유형이다. 첨단적 서비스중심의 유형이다.

④ 신분발양형~개방형(비전문직/비관료) : 전문직의 전문기능을 부정하는 반면, 조직을 개방화하는 점에서 제①형의 상극적 대립형이다. 여기에서는 관료조직과 전문직의 상호의존이 없고, 기획이나 정책형성에 있어서 각기 상이한 자원

(주민의 의지)에 의존하게 된다. 이는 서비스 전달에 있어서 행정관이나 전문직의 지도적 역할을 부정하고, 고객이 원하는 바에 따라 무엇이든지 행하는 지향유형이다.

5. Ramesh Mishra의 모형

Ramesh Mishra는 자본주의사회의 사회복지모형을 잉여적 모형(Residual Model)과 제도적 모형(Institutional Model)으로 나누고, 또한 사회주의사회의 사회복지모형을 구조적 모형(Structural Model)으로 규정하여, 이들 각 모형의 특징을 다음과 같이 비교하고 있다.[32)]

이는 (Ⅰ)형에서 (Ⅱ)형을 거쳐 (Ⅲ)형으로 옮아갈수록, ① 국가의 복지책임은 「최소적」으로부터 「최적적」에서 보다 「총체적」으로 기울어지고 있고, ② 요구에 의거한 배분원리는 「한계적」으로부터 「제2차적」에서 보다 「기본적」으로 기울어지고 있으며, ③ 복지시혜의 범위는 「제한적」으로부터 「확연적」에서 보다 「포괄적」으로 기울어지고 있다. ④ 적용대상은 「소수」로부터 「다수」를 거쳐 「전원」으로 기울어지고, ⑤ 및 ⑤a 급여수준 및 복지비지출비는 「저위」로부터 「중위」를 거쳐 보다 「고위」로 기울어지고 있으며, ⑥ 자산조사의 사용은 「기본적」으로부터 「제2차적」에서 「한계적」으로 기울어지고 있다. ⑦ 고객의 성격은 「빈민」으로부터 「시민」에서 「집단구성원」으로 기울어지고 있고, ⑧ 고객의 지위는 「저위」로부터 「중위」에서 보다 「고위」로 기울어지고 있다. ⑨ 복지의 지향은 「강요적」으로부터 「공리적」에서 보다 「연대적」으로 기울어지고 있고, ⑩ 비성문법상의 복지기관의 역할은 「기본적」으로부터 「제2차적」에서 「한계적」으로 기울어지고 있는 것이다.

---

32) Ramesh Mishra, *Society and Social Policy : Theories and Practice of Welfare* (London and Basingstoke : The Macmillan Press LTD, 1981), pp. 100~163.

<표 II-5> 복지에 관한 모형

비 교 척 도	자본주의사회의 복지모형		사회주의사회의 복지모형
	(I)잉여적 모형	(II)제도적모형	(III)구조적모형
① 개인의 요구(need) 충족에 대한 국가관여책임	최소적 (minimal)	최적적 (optimal)	총체적 (total)
② 배분이 요구(need)에 의거하고 있느냐의 여부	한계적 (marginal)	제2차적 (secondary)	기본적 (primary)
③ 성문법상의 복지시혜의 범위	제한적 (limited)	확연적 (extensive)	포괄적 (comprehensive)
④ 성문법상의 적용대상의 범위	소 수 (minority)	다 수 (majority)	전 원 (all)
⑤ 급여수준	저위(low)	중위(medium)	고위(high)
⑤ -a 국민소득중 사회복지에 지출된 경비 비율	저 위 (low)	중 위 (medium)	고 위 (high)
⑥ 자산조사의 사용	기본적 (primary)	제2차적 (secondary)	한계적 (marginal)
⑦ 고객의 성격	빈 민 (paupers-the poor)	시 민 (citizen)	집단구성원 (members of the collective)
⑧ 고객의 지위	저위(low)	중위(medium)	고위(high)
⑨ 복지의 지향	강요적 (coercive)	공리적 (utilitarian)	연대적 (solidaristic)
⑩비제도적 복지기관의 역할	기본적 (primary)	제2차적 (secondary)	한계적 (marginal)

고전적 자본주의체제의 복지모형은 잉여적 모형에 해당하고, 수정자본주의체제 및 수정사회주의체제의 복지모형은 제도적 모형에 해당하며(수정사회주의체제의 복지모형은 수정자본주의체제의 복지모형에 비해서 보다 구조적 성격이 가미된 것으로 봐야함), 사회민주체제의 복지모형은 구조적 모형에 해당하게 된다.[33]

33) 사회경제체제와 복지모형과의 관계는 다음과 같이 나타낼 수 있다.

Ramesh Mishra가 제시한 각 복지모형별 특징은 사회복지서비스 전반에 관한 일반론이지만, 이는 국가의 국민보건의료서비스에 대해서도 같은 논리로 얘기할 수 있다. 이 연구에서 美軍政期의 보건의료행정을 이 모형에 기초하여 분석하였다.

첫째, 국민의 보건의료 요구에 대한 국가의 책임이 잉여적 모형에서는 최소에 그치나, 제도적 모형에서는 최적적(적정적)인 수준에 이르며, 구조적 모형에서는 총체적(구조적)인 수준에 이르게 된다. 구조적 모형에서 국민보건의료서비스에 대한 국가책임이 총체적으로 이루어진다는 것은 국가가 국민보건의료에 대한 全책임을 지도록 체제적으로 밑받침하고 있다는 뜻이 된다. 따라서, 北韓의 경우와 같이 全국민에 대한 무상치료제를 통하여 국민의 보건의료요구가 충족되고 있는 경우이다. 北韓은 1960년 2월 27일자 최고인민회의결정 "인민보건사업을 강화할 데 관하여"에 의해서 무상치료제를 실시토록 하였으며, 1980년 4월 3일자 「인민보건법」에서는 "국가는 모든 공민에게 완전한 무상치료의 혜택을 준다."고 하여,[34] 무상치료제를 실시케 하였다. 그리고 1978년 4월 18일자 「사회주의로동법」에서도 "국가는 모든 근로자들에게 완전한 무상치료제에 의한 의료상 혜택을 준다. 로동자, 사무원, 협동농장원 및 그들의 부양가족은 치료, 료양, 예방, 해산 등 모든 의료봉사를 무상으로 한다."고 하여,[35] 노동자에 대한 무상치료제를 규정하였다. 이것은 南韓을 비롯한 자본주의국가에서 의료보험이나 의료부조를 통하여 기능적(즉 부분적)으로 국민의료에 대처하고 있는 것과는 근본적으로 다른 것이다. 사회주의국가에서 무상치료제가 이루어지고 있는 것은 생산재가 사회화(국

사회경제체제	복지모형	사회경제체제	복지모형
고전적 자본주의체제	잉여적 모형	수정사회주의체제	제도적(준구조적) 모형
수정자본주의체제	제도적 모형	사회주의체제	구조적 모형

34) 「인민보건법」(1980. 4. 3), 제9조.
35) 「사회주의로동법」(1978. 4. 18), 제79조.

가소유화 내지 협동단체소유화) 되어 있기 때문이다.

둘째, 국민에 대한 보건의료서비스가 개인의 요구에 의거하고 있느냐의 여부를 보면, 잉여적 모형에서는 이를 한계적으로 다루고 있고, 제도적 모형에서는 제2차적으로 보고 있으며, 구조적 모형에서는 이를 기본적으로 봄으로써, 보건의료서비스가 기본적으로 요구제(needocracy)에 기초하여 이루어지고 있다. "요구에 따라서 각자에게(to each according to his needs)"라는 사회주의사회의 배분원리 때문에, 보건의료서비스도 구조적 모형에서는 실적이나 근로량에 구애됨이 없이 개인의 요구에 따라 무료로 제공되게 되는 것이다. 그러나 잉여적 모형과 제도적 모형에서는 실적과 근로량에 의거해서 유료로 보건의료요구를 충족하게 되며, 다만, 제도적 모형에서는 의료보험 등에 의한 보건의료서비스를 받게 되는 것이다. 사회주의사회에서는 보건의료서비스를 포함한 모든 복지서비스가 계급없는 사회형성을 위한 청사진의 한 부분으로서의 수단이 되고 있는 것이다.

셋째, 보건의료서비스의 범위가 잉여적 모형에서는 제한적이고, 제도적 모형에서는 확연적인데 대해서, 구조적 모형에서는 포괄적인 성격을 지니게 된다. 구조적 모형에서는 보건의료서비스가 개인의 보건의료 요구 전반에 걸친 포괄적 범위에 이르지만, 잉여적 모형 내지 제도적 모형에서는 일정한 범위안의 보건의료 요구만을 충족시켜 주게 된다.

넷째, 보건의료서비스의 적용대상이 잉여적 모형이나 제도적 모형에서는 일정범위내의 사람으로 제한되나, 구조적 모형에서는 전 국민이 보건의료서비스의 적용대상이 된다. 우리나라와 같이 의료보험이 전 국민에게 강제 적용하는 경우라 하더라도, 이는 보험수단에 의한 전반적 작용이란 점에서, 구조적 모형에서와 같이 보험수단에 의하지 않고 국가가 직접 국민의 보건의료책임을 부담하는 경우와는 다른 것이다.

다섯째, 잉여적 모형이나 제도적 모형에 비해서 구조적 모형에서는 보건의료서비스 수준이 높다. 그러나 이것은 동일 시·공간에 있어서 잉여적 모형이나 제도적 모형에서 보다도 구조적 모형에서 보건의료서비스 수준이 높아진다는 뜻이고, 구조적 모형을 택하는 사회주의사회의 보건의료서비스 수준이 잉여적 모형이나 제도적 모형을 택하는 자본주의사회의 보건의료서비스 수준보다 높다는 뜻은 아니다.

여섯째, 국민소득중 보건의료서비스에 지출된 경비의 비율이 잉여적 모형에서 제도적 모형을 거쳐 구조적 모형으로 옮아 갈수록 높게 나타나게 된다.

일곱째, 보건의료서비스의 제공에 있어서 자산조사(means test)가 잉여적 모형에서는 기본적 과정이지만, 제도적 모형에서는 제2차적이고, 구조적 모형에서는 한계적 의미밖에 없게 된다.

여덟째, 보건의료서비스를 받는 고객의 성격이 잉여적 모형에서는 빈민이 되지만, 제도적 모형에서는 시민의 입장이 되고, 구조적 모형에서는 집단구성원의 위치에 서게 된다. 따라서, 잉여적 모형에서는 고객이 수혜자의 입장이 되지만, 제도적 모형에서는 보건의료서비스를 받을 권리자가 되며, 구조적 모형에서는 권리에 앞서 당연히 집단구성원으로서 보건의료서비스를 받게 된다.

아홉째, 보건의료서비스를 받는 고객의 지위가 잉여적 모형에서 제도적 모형을 거쳐 구조적 모형으로 옮아 갈수록 보다 높아지게 된다.

열째, 보건의료서비스의 지향이 잉여적 모형에서는 강요적이고, 제도적 모형에서는 공리적(대가적)인데 대해서, 구조적 모형에서는 집단적 성격을 지니고 있다. 강요적이라 함은 보건의료서비스 수혜인의 의사에 구애됨이 없이 국가가 보건의료행위를 하는 것을 말하고(예 : 전염병 치료행위), 공리적이라 함은 국민의 공동노력에 의해서 상부상조적으로 국민보건의료문제를 해결하는 것을 말하며(예 : 의료보험), 연대적이라 함은 집단(즉, 국가) 구성원 자체가 서로 연대하여 주체가 되어 국민보건의료문제를 해결하는 것을 말한다.

보건의료에 관여하는데 있어, 제도적 모형에서는 비제도적 보건의료기관이 제도적 보건의료 다음에 제2차적으로 국민보건의료를 담당하며, 구조적 모형에서는 제도적 보건의료 다음에 제2차적으로 국민보건의료를 담당하며, 구조적 모형에서는 제도적 보건의료기관(즉, 공공보건의료기관)이 전적으로 국민보건의료를 책임지게 된다.

위에서 논급한 바와 같은 보건의료에 대한 視觀은 각 국가의 사회경제체제와 직결된 문제이고, 동일한 사회경제체제하에서도 시·공간상의 차이에 따라, 보건의료서비스의 구체적 모형은 차이가 있기 마련이며, 뿐만 아니라, 잉여적 모형~제도적 모형~구조적 모형이라는 일련의 모형은 폐쇄적·단절적 성격을 띤 것이 아니고 연쇄체(continuum)적 성격을 지니고 있는 것이라고 봐야 할 것이다.

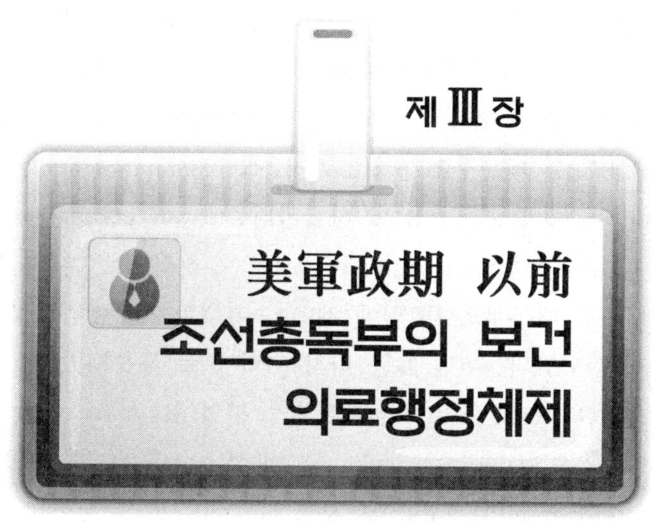

제 Ⅲ 장 美軍政期 以前 조선총독부의 보건 의료행정체제

제 1 절 보건의료행정기관

1910년∼1945년간의 조선총독부시대에는 보건의료행정기관이 조선총독부 내무부의 지방국 위생과 → 지방국 제2과 → 경무국 위생과 → 경무국 검열 및 위생과로 개편되면서, 이들 기구에서 보건의료행정업무를 관장하게 되었다. 조선총독부시대에는 조선총독부 內部의 지방국과 경무국이 병립해서 보건의료행정업무를 담당하였다. 조선총독부의 내무부 계통에서는 직접적인 의료에 관한 행정업무를 맡고(예를 들면 조선총독부의원이나 道慈惠醫院의 의료행위), 조선총독부 경무총감부 계통의 경찰관서에서는 위생업무에 관한 강제적 법집행업무를 관장하였다.

조선총독부는 보건의료행정업무를 관장하는 기구를 구체적으로 여러 행정기관에서 관장하도록 규정하고, 아울러 보건의료행정업무를 관장하는 기구들은 橫的으로 분업화하였으며, 縱的으로 조선총독 → 部→ 局→ 課→ 係라는 형식으로 계층화하였다. 보건의료행정기관의 多階層化는 계층구조가 최고관리층(top management), 중간관리층(middle management) 및 하급관리층(lower management) 내지 최하업무수행층(rank and files)으로 수직적으로 분화되었음을 의미한다. 또 내무부의 局 밑에 제2과, 위생과, 또는 검열및위생과 등으로 분과되었다. 어떤 課는 다시 여러 係로 재분되었다.

Luther Gulick과 같이 정부조직의 분업(division of work)의 기준을 주요목적(major purposes), 과정(process), 고객 또는 설비(clientele or materials) 및 지역(places)으로 분류한다면,[1] 이들 보건과, 의무과, 위생과, 검열및위생과 등은 주요목적, 즉 기능을 기준으로 한 분류유형에 해당된다고 할 수 있다. 이러한 보건의료행정기관의 보조기관이 기능적으로 분화하고 있는 것은 막료조직(staff organization)의 강화를 의미하며, 막료조직의 강화는 보건의료행정기관에 종사하는 官吏의 전문화를 초래하는 결과가 된다. 보건의료행정기관의 분화는 행정의 능률성(efficiency) 내지 효율성(efficacy)을 증진하는데 매우 유익한 조직형태로서, 행정의 근대화 내지 발전지표로서 이해할 수 있다. 그런데 행정조직의 지나친 분업화가 행정조직체의 유기적 동일체성을 침해하고, 또한 행정조직의 지나친 多階層化가 행정조직체내의 의사결정시간을 지연시켜 행정의 능률성 내지 효율성을 저하시키는 역작용을 가져오게 되므로, 이러한 역작용을 방지하기 위하여 행정조직체

1) Luther Gulick, "Notes on the Theory of Organization", Luther Gulick and Lyndall Urwick, eds., *Papers on the Science of Administration*, 1937, pp. 21∽27.

내의 조정통제를 강화하고, 또한 권위의 위임(delegation of authorities)장치를 마련하고 있는 것이 오늘날의 행정현상이라고 할 수 있다. 그러나 이 당시의 보건의료행정기관의 분업화와 多階層化는 초기단계로서 이러한 조정통제와 권한위임의 장치가 필요할 정도로 심화되었던 것은 아니었다.

제2절 보건의료기관 및 시설

韓國 전통의 漢方醫術 중심의 보건의료기관 및 시설도 보건의료행정기관의 경우와 마찬가지로, 1894년(高宗31년, 開國503년)의 甲午改革 이후의 여러 개혁조치에 의해서 근본적으로 붕괴되고, 조선총독부 시기에는 서양 의술에 기초한 새로운 보건의료기관 및 시설로 변모되었다. 물론 이 기간에 漢方 의술 중심의 보건의료기관 및 시설이 서양 의술에 기초한 보건의료기관 및 시설로 변모하는 과정에서, 과도적으로 漢方 의술 중심의 보건의료기관 및 시설이 부분적으로 병존하고 있었다. 1910년~1945년간의 보건의료기관 및 시설의 변동상황을 요약정리하면 다음과 같다.

1909년 慈惠醫院 → 1925년 도립의원→ 8・15解放
1910년 조선총독부의원 → 1928년 경성의학전문학교부속병원 → 8・15解放
1911년 제생원 설치(의료부, 양육부 및 맹아부) → 1913년 의료부를 조선총독부의원으로 이관
1916년 小鹿島慈惠醫院 → 1934년 朝鮮總督府癩療養所 → 小鹿島更生院 → 8·15解放

조선총독부의 보건의료기관 및 시설의 특징적인 것은 다음과 같다. (1) 대민보건의료기관의 설립 : 1910년에 조선총독부의원이 개설되었으며, 1909년(隆熙3년)에 설립되었던 道慈惠醫院을 朝鮮總督府道慈惠醫院으로 개편하였고(1925년에 도립의원으로 개편), 또 1916년에 小鹿島慈惠醫院이 설립되어 여태까지 방치되었던 나환자를 강제수용하여 관리하였다. 이후 1934년에 朝鮮總督府癩療養所로 변신되었다. 이러한 대민의료기관의 설립은 보건의료기관의 근대화 내지 발전을 의미하는 것으로 이해할 수 있다. (2) 보건의료기관의 조직화 ; 오늘날의 의료체계를 다시 副體系(sub-system)로서 ① 단독의료 副體系(medical personnel in solo practice), ② 집단의료 副體系(group medical practice), ③ 병원의료 副體系(the hospital, its clinics, and allied services), 및 ④ 공중보건 副體系(public health)로 나눈다면,[2] 조선총독부 以前은 왕실보건의료기관을 제외하고는 대민보건의료기관은 漢方에 기초한 단독의료 副體系에 해당하고, 그 후에는 소규모이지만 公私病院이 설립되어 집단의료 副體系 내지 병원의료 副體系로 발전되었으며, 나아가 公的분야에서 정부가 위생(공중보건)활동을 전개하게 됨으로써, 공중보건 副體系로까지 진전되어 나갔다.

---

2) Walter A. Friedlander and Robert Z. Apte, *Introduction to Social Welfare, fifth edition,* University of California at Berkeley, Prentice Hall, Inc., Englewood Cliffs, New Jersey, 1980, pp. 389∽390.

제3절 보건의료전문직의 충원

전문직(professions)은 전문성(professionalization)을 가진 직업을 말하는데, 이 전문성은 단순한 분업(differentiation)에 의한 특수화(specialization)를 의미하는 것이 아니고, "특별한 지식을 가지고 진리를 선언(profess)한다"는 뜻을 지니고 있다. 영어의 "profession"은 라틴어의 "公的 宣言"의 뜻을 가지고 있는 "profiteri"에 語源을 두고 있다고 한다. 따라서 전문직은 자율성(autonomy)과 소명성(a sense of calling)을 그의 특징으로 하고 있다. 이러한 전문직에는 전통적으로 법률가, 교직자 내지 학자, 및 의사가 중요한 위치를 차지해 왔다. Richard N. Hall은 전문직의 속성으로 ① 전문조직(professional organization)의 활용, ② 공공봉사(service to the publics)의 신념, ③ 자율규제(self-regulation)의 신념, ④ 소명의식(a sense of calling) 및 ⑤ 전문적 자율성(professional autonomy)을 들고 있는데,[3] 의사를 비롯한 보건의료인력들은 규범적인 면에서 이러한 속성을 지니고 있어야 할 전형적 전문직으로 볼 수 있다. 보건의료기관은 이러한 전문직이 중심적 역할을 하는 전형적 전문조직에 해당된다.

Ⅰ. 보건의료 官吏의 전문직 유형

1900년의 "醫士規則"이나 "藥劑士規則" 등은 이 기간에도 효력이 지속되어 이들 규칙에 의거한 醫士나 藥劑士가 1913년(大正2년) 11월에 새로 "醫師規則", "齒科醫師規則" 및 "醫生規則"이 제정공포

3) Richard N. Hall, "Professionalization and Bureaucratization", *American Sociological Review,* 33(February 1968), pp. 92∼104.

될 때까지 전문직으로서의 위치를 유지하고 있었다. 1909년(隆熙 3년) 11월에는 대한의원의 분과조직으로 내과, 외과, 안과, 산과, 부인과, 이비인후과, 소아과 및 피부과를 두도록 하였다.

1913년(大正2년) 11월에 새로 "醫師規則", "齒科醫師規則", 및 "醫生規則"이 제정공포되면서, "醫士規則"은 폐지되었다. "醫士規則"에서는 漢方醫術만을 허용하고 있었으나, 이 "醫師規則"과 "齒科醫師規則"에서는 서양의술에 관한 醫師와 齒科醫師만을 허용하고, 이와 별도로 "醫生規則"을 마련하여 여기에서는 漢方醫術에 관한 醫師만을 허용함으로써. 서양의술과 漢方醫術, 양쪽의 전문의료직 제도를 채택하고 있는 것이다. 1910년의 韓日合併 직후 대한의원의 후신으로 설치된 조선총독부의원의 진료분과는 내과, 외과(치과 포함), 안과, 산과, 부인과, 소아과, 이비인후과 및 피부과로 구성토록 하였으며, 1912년에 정신병과가 증설되고, 1916년(大正5년)에는 전염병 및 지방병연구과를 추가로 설치토록 하였다. 대한의원은 1907년에 內部소속 병원(후에 광제원으로 개칭), 학부소속 의학교 및 학부소속 부속병원, 및 대한적십자병원을 통합하여 설립한 것이다. 그리고 1910년의 道慈惠醫院의 진료과목으로는 내과, 외과, 안과, 산부인과, 소아과, 이비인후과 및 치과로 구성토록 하였다.

조선총독부시대에 보건의료계의 획기적인 사항은 1944년(昭和19년)에 칙령 "조선의료령"을 제정공포한 것이다. 이는 1913년(大正2년)에 정한 "醫師規則", "齒科醫師規則" 및 "醫生規則"을 하나의 칙령으로 통합제정한 것이다. "조선의료령"에서 醫師, 齒科醫師, 醫生 등의 자격요건, 면허, 자격시험 등에 관한 기본규칙을 마련하였다. 동 "조선의료령"에서는 의료관계인을 醫師, 齒科醫師, 醫生, 보건부, 조산부 및 간호부로 구분하고, 醫師는 의과대학에서 학사자격을 취득했거나, 치과의사는 치과의학전문학교 의학과를 졸업한 후 일전기간의 진료경험이 있는 자에게 조선총독이 면허를 수여하여, 이 면허를 취득한 醫師나 齒科醫師가 아니면 醫業을 할 수 없도록 규정하였다. 그리고 이 "조선의료령"에 의거해서 의료인의 면허시험에 관한 세부규정을 조선총독부령인 "조선의료령 시행규칙"에서 구체화시켰다. 醫生(漢方醫)도 조선총독의 면허를 얻어야 醫業을 영위할 수 있게 했으나, 醫生은 조선총독이 정한 장소에서만 醫業을 할 수 있고, 또한 조선총독이 정한 의료행위만을 할 수 있게 하여, 醫師나 齒科醫師가 어느 곳에서나 어떤 의료행위던지 할 수 있는 것과 달리 규정하였다. 1913년(大正2년)에 정한 "醫師規則", "齒科醫師規則" 및 "醫生規則"에서도 의사면허를 취득해야만 醫業을 영위할 수 있도록 규정하고 있었다. 이 "조선의료령"에서는 醫師會(朝鮮醫師會 및 道醫師會)와 齒科醫師會(朝鮮齒科醫師會 및 道齒科醫師會)를 설치하도록 규정함으로써, 醫師나 齒科醫師들이 하나의 이익단체로서 자신들의 이익을 집단으로 주장할 수 있는 길을 열어 놓았다. 물론 醫師會(朝鮮醫師會 및 道醫師會)와 齒科醫師會(朝鮮齒科醫師會 및 道齒科醫師會)의 구성에 관한 규정을 둔 근본취지는 이들이 보건의료상의 공익을 자율적으로 실현하고 이를 실천하기 위한 자율적 자기통제를 이룩하려는데 있었다.

Ⅱ. 보건의료인력의 전문직화로 인한 사회구조적 영향

조선총독부 통치기에 보건의료분야의 官吏를 포함한 보건의료인력이 專門職化됨으로써, 당시의 사회구조에 적지 않은 영향을 초래하였다.

1. 서양의학중심의 보건의료체계의 형성

1910년~1945년간에 걸쳐 기존의 漢方醫중심의 전통적 보건의료체계가 급진적으로 西洋醫중심의 보건의료체계로 개편되면서,

보건의료계의 주도적 역할을 서양의술을 습득한 洋醫인 의사 등이 장악하게 되었다. 물론 이 기간에 보건의료체계가 전환되는 과정에서 과도적으로 漢方醫의 존립여지를 제도적으로 보장해 주기도 했으나[4], 이는 극히 제한적이었고 종국적으로는 보건의료계의 중심축이 서양의술을 학습한 의료인들의 손으로 넘어가게 되었다. 이러한 보건의료계의 洋醫中心化는 결과적으로 의사 등 보건의료계의 인력이 親日本的 성향의 인물로 바뀌어지는 계기가 되었다. 그것은 이들이 고등 의학전문교육기관(예 ; 경성의학전문학교, 경성제국대학 의학부)에서 교육을 받았고, 또 의사 등이 부족한 상태에서 일본인 의사가 韓國내의 병원의 운영책임자가 되어, 韓國人 의사 등은 이들의 휘하에서 의료업무를 담당했기 때문이었다. 이러한 서양의술중심의 보건의료체계로의 편향적 개편이 발전이란 시각에서 어떻게 평가할 것인가는 정치사회적 시각에서는 부정적으로 이해할 수가 있을런지는 모르겠지만, 적어도 인간의 생명을 구료한다는 순수한 보건의료적 시각에서 본다면, 당시 서양식 보건의료체계의 유입으로 인하여 결과적으로 많은 韓國人 질병자(특히 痘瘡환자나 전염병환자 또는 지방병환자 등)의 사망율을 크게 감소시켰다는 면에서 긍정적으로 보지 않을 수 없다.

2. 보건의료전문직의 사회경제적 신분상승

1894년(高宗31년, 開國503년)의 甲午改革 前에는 醫官, 醫生, 醫員 등 의료분야의 官吏들이 과거제도 雜科의 하나인 醫科試驗이나, 기타 取才방법에 의해서 입신양명의 통로인 관계에 진출할 수

4) 1913년(大正2년)에 西洋醫에 관한 규정인 "의사규칙" 및 "치과의사규칙"과 더불어, 漢方醫제도인 醫生에 관한 규정인 "醫生規則"에 의해 漢方醫인 醫生제도를 두었고, 1944년의 "조선의료령"에서 서양의술을 습득한 의사나 치과의사 외에 별도로 漢方醫術을 학습한 醫生제도를 두었다.

는 있었지만, 이들은 중인계급에 속하여, 文科시험과정을 거쳐 고위관리로 등용되는 양반계급의 지배하에 놓이고 있었다. 그러나 1894년(高宗31년, 開國503년)의 甲午改革때 門閥班常等級의 혁파와 門地(貴賤)不拘의 人才選用 등의 사회신분제도의 철폐조치로 인하여, 정부의 보건의료전문직에도 과거의 사회적 신분의 구분없이 충용될 수 있는 길이 열리게 되었다. 이러한 사회적 신분의 제약철폐와 더불어, 정규 고등의학전문교육을 이수하고 의사자격시험에 합격하여 개업면허를 받은 자에게만 배타적이고 독점적인 개업권을 인정함으로써, 이들이 경제적 지위를 상승시킬 수 있는 길이 열리게 되었다. 여기에 정부관리로 있는 의사 등을 포함한 公私분야의 보건의료전문직의 數가 점차로 증가하게 되면서, 이들의 사회경제적 힘이 팽창하게 되고, 특히 1944년(昭和19년)에 제정공포한 "조선의료령"에서 의사회 및 치과의사회가 구성되게 됨으로써 이들의 영향력은 이 의사회를 통하여 행사되게 되었다. 물론 당시의 의사나 치과의사의 數가 그리 큰 것은 아니었기 때문에, 이들의 사회경제적 영향력도 일정한 한계가 있을 수밖에 없었다. 1943년 현재 의사가 3,813명, 치과의사가 1,190명, 한지의사가 604명, 합계 5,433명에 불과했지만, 이는 韓日合併前에 비하면 엄청난 數의 증가로 볼 수 있다. 보건의료전문직(특히 의사)의 독점적 의료개업권의 법적 인정이 발전이라는 시각에서 어떻게 볼 것인가 하는 문제는 오늘날에도 끊임없이 논의의 대상이 되고 있지만, 보건의료전문직이 인간의 생명을 다룬다는 특이성 때문에, 일응 이를 긍정적으로 받아들이는 것이 불가피하다고 할 수는 있다. 그러나 여기에는 이러한 제도로 인하여 파생되는 부작용을 극소화할 수 있는 제도적 장치가 부수적으로 마련되어야 할 것이라는 생각이 든다.

3. 보건의료전문직의 기능적 분화로 인한 역작용

1894년(高宗31년, 開國503년)의 甲午改革 前의 漢方 의술에서는 鍼·灸·藥에 의해서 醫員 1인이 통합적 시술을 하고 있었으나, 그 이후 서양 의술이 도입되면서 진료과목이 분화되어, 1899년(光武3년)에 설치된 內部 병원(후의 광제원)이나 1907년(光武11년)에 설립된 대한의원에서는 내과, 외과, 안과, 산과, 부인과, 소아과, 이비과, 인후과 등으로 진료업무가 분업적으로 이루어지고(물론 이때 漢方醫인 大方醫, 종두의, 鍼醫 등도 있었음), 1910년(隆熙4년)의 韓日合倂 이후에는 대한의원의 후신인 조선총독부의원에 내과, 외과, 치과, 안과, 산과, 부인과, 소아과, 이비인후과, 피부과, 정신병과 등의 진료과목이 설정되었다. 이러한 진료과목의 세분화현상이 유기체인 인간개체의 진료에 유익하며, 이를 의료발전이란 관점에서 이해할 수 있는가가 논의될 수 있다. 보건의료전문조직은 완전전문조직(full- fledged professional organ-ization)에 해당되는데, 이런 조직에서는 기능중심으로 심하게 분업화하게 되면, 유기체인 인간개체를 분해시켜 여러 가지 역기능 현상을 초래할 염려가 있다. 따라서 이런 조직형태에서는 기능중심의 분업과 더불어 고객(clientele)중심의 분업형태를 함께 병용할 필요가 있게 된다. 이런 관점에서 보면, 기능중심의 내과, 외과, 치과, 안과, 이비인후과 등과 더불어, 고객중심의 소아과, 또는 산부인과 등을 둠으로써, 양자의 장점을 조화롭게 활용할 수 있을 것이다.

4. 보건의료 전문직의 충원

의사 등 보건의료전문직의 官吏로서의 충원은 官吏로서의 일반적 충원절차를 밟아야 하고, 아울러 보건의료 전문직의 자격을 얻어야 했는데, 官吏로서의 충원은 일반 官吏의 충원절차와 동일한 절차를 밟아야 하고, 아울러 보건의료 전문직으로의 자격시험과 면허시험과정을 거쳐야 했다. 의사 등의 보건의료 전문직이 공공병원 등의 官吏로서 충원될 경우에는 일반 官吏의 충원에 관해서 규정한 법령의 규정에 따라야 했다. 일반 官吏의 충원절차는 다음과 같았다.

조선총독부가 설치된 1910년(明治43년)에 "高等官官等俸給令"이 제정공포되어, 親任官은 親任式에 의해서 임명하고, 勅任官은 내각 총리대신이 추천하여 올리며, 各省 관청소속의 奏任官은 奏任大臣이 내각 총리대신을 경유해서 추천하여 올리도록 규정하였다. 그리고 문관의 임용에 관해서, 1913년(大正2년)에 "文官任用令"을, 1920년(大正9년)에 "奏任文官特別任用令"을, 그리고 1920년(大正9년)에 "判任文官任用令"을 제정공포함에 따라서, 일부 예외의 특별한 법령이 있는 경우를 제외하고는 이들 임용령이 정한 절차에 의거해서 문관을 임용토록 하였다.

조선총독부 시대에는 기존의 여러 보건의료 전문직관련 법령을 정비하여, 의사, 치과의사, 醫生, 산파, 간호부 및 약제사에 관한 규칙을 제정하였는데, 의사에 대해서는 "의사규칙"(1913년, 大正2년) 및 "의사시험규칙"(1914년, 大正3년)을, 치과의사에 대해서는 "치과의사규칙"(1913년, 大正2년) 및 "치과의사시험규칙"(1921년, 大正10년)을, 醫生에 대해서는 "醫生規則"(1914년, 大正3년)을, 산파(~조산부)에 대해서는 "산파규칙"(1914년, 大正3년) 및 "산파시험규칙"(1914년, 大正3년)을, 간호부에 대해서는 "간호부규칙"(1914년, 大正3년)을, 약제사에 대해서는 "약제사시험규칙"(1916년, 大正5년)을 제정공포하였다. 그러다가 1944년(昭和19년)에 이르러서 "조선의료령"을 제정공포하여 의사, 치과의사, 醫生, 보건부, 조산부, 간호부 등 모든 의료인력에 대한 종합적인 자격, 시험, 근무 등에 관한 규정을 마련하였다.

보건의료 전문직의 충원제도면에서 발전적 지표로 볼 수 있는 특징적 사항은 다음과 같은 사항을 지적할 수 있을 것 같다.

① 의사자격 취득요건의 격상 ; 韓日合併前에는 고등 의학전문교육기관에서 장기간의 정규교육을 이수하지 않아도 의사가 될 수 있는 자격이 부여됐으나, 1911년(明治44년)에 "조선교육령"(제1차)이 제정공포되어 전문학교를 설립할 수 있게 되면서, 1915년(大正4년)에 "전문학교규칙"이 마련되고, 또 1916년(大正5년)에 "전문학교관제"가 제정공포됨으로써, 1916년에 수업연한 3년의 경성의학전문학교가 설립되어, 전문적인 정규교육을 받은 사람들이 의사가 되고 정부의 의료기관에도 이들이 충원될 수 있게 되었다. 이어 1922년(大正11년)에는 제2차 "조선교육령"이 제정공포되어 대학교육을 실시할 수 있게 되면서, 1923년에 "경성제국대학관제"가 제정공포되고, 동 대학에 수업연한 4년의 의학부가 설치됨으로써, 의사가 되려는 자에게 보다 장기적인 정규교육을 실시할 수 있는 길을 열어 놓았다. 이러한 전문적 의학교육의 장기화는 당시 의료서비스의 질적 향상에 크게 기여했을 것으로 판단된다.

② 의사면허 요건의 객관화 및 엄격화 ; 韓日合併前에는 의사면허 요건이 제도적으로 구체화되지 못하고 의사면허 시험에 관해서도 객관성의 유지가 어렵게 되어 있었으나, 1913년(大正2년)에 제정공포된 "의사규칙"과 1944년(昭和19년)에 제정공포된 "조선의료령"에 의해서 의사면허 요건과 의사면허 시험절차가 보다 더 구체화되고 객관화되게 되었다. 1913년의 "의사규칙"에서는 원칙적으로 의사면허(조선총독이 수여)를 받을 수 있는 자는 경성의학교 또는 조선총독이 지정하는 의학교 졸업자나 조선총독이 정하는 의사시험 합격자여야 하고, 치과의사면허를 받을 수 있는 자는 "치과의사규칙"에서 조선총독이 지정하는 치과의학교 졸업자나 조선총독이 정하는 치과의사시험 합격자로 규정하였다(치과의사의 경우는 일반의사와는 달리 1921년 (大正10년)에야 치과의

사 시험제도가 마련되었음). 醫生免許를 받으려는 자는 "醫生規則"에서 동 규칙의 시행전에 한국에서 2년이상 의업에 종사한 자로 규정하여, 기존의 漢方醫에게도 醫生免許를 할 수 있는 통로를 열어 놓았다. 1944년(昭和19년)에 제정공포된 "조선의료령"에서는 조선총독이 의사면허를 줄 수 있는 자는 원칙적으로 의사면허시험 합격자, 대학에서 의학을 수업하여 학사자격을 가진 자, 및 官公私立의 의학전문학교 졸업자로 한정하였고, 치과의사면허를 줄 수 있는 자는 官·公·私立의 치과의학전문학교 졸업자로 규정하였다(여기에는 일정한 별도규정사항이 있었음).

③ 의사시험과목의 전문화 ; 조선총독부시대에 들어 와서는 의사나 치과의사의 시험과목이 보다 전문화되었다. 이것은 의료기관의 진료과목의 전문화와 의학전문교육기관의 수업과목의 전문화와 직결되고 있다. 의사의 경우를 예로 들면, 의사시험과목이 다음과 같이 다양화해졌다.

시험규칙	부별	시험과목
1914년 "의사시험규칙"	1부시험	물리학, 화학(조직학 포함), 생리학
	2부시험	병리학(병리해부학, 법의학 포함), 약물학, 외과학(이비인후과학, 피부병학, 除毒學 포함), 내과학(소아과학, 정신병학 포함)
	3부시험	안과학, 산과학, 부인과학, 위생학(세균학 포함)
	4부시험	임상시험(외과학, 내과학, 산과학, 안과학)
1944년 "조선의료령시행규칙"	1부시험	해부학(조직학 포함), 생리학, 생화학, 약물학, 병리학(법의학 포함), 세균학, 위생학
	2부시험	내과학, 소아과학, 정신의학, 외과학, 정형외과학, 산과학, 부인과학, 피부과학, 비뇨기과학, 이비인후과학, 안과학
	3부시험	임상시험(내과, 외과, 산과)

④ 보건의료에 관한 기본법규의 제정 ; 1944년(昭和19년)에 "조

선의료령"을 제정공포하여 보건의료에 관한 기본규칙을 마련한 것은 보건의료 전문직의 충원을 비롯한 보건의료행정과 보건의료 활동에 획기적인 기여를 하였다. 이는 그 이전에 "의사규칙", "치과의사규칙", "醫生規則", 기타("산파규칙", "간호부규칙") 등으로 개별 법규로 제도화하고 있던 기존의 여러 개별적 규칙을 하나로 통합하여, 의료인의 종류, 자격, 면허, 시험, 근무 등에 관한 종합적 준칙을 마련하고 있다. 1944년(昭和19년)의 "조선의료령"(勅令)과 1911년(明治44년)의 제1차 "조선교육령"(制令) 및 1922년(大正11년)의 제2차 "조선교육령"(制令)과, 그리고 1944년의 "조선구호령"(制令)은 한국의 보건의료발전에 핵심적 위치를 차지하고 있는 법규들이다. 즉 1944년의 "조선의료령"에서는 의료에 관한 기본준칙을 규정하고, 1911년의 제1차 "조선교육령"은 의학전문학교의 설립을 가능하게 했으며, 1922년의 제2차 "조선교육령"은 의과대학설립의 근거가 되었고, 1944년의 "조선구호령"은 한국에서 처음으로 공적부조의 한 형태인 의료구조를 실시할 수 있게 하였다.

제4절 보건의료 전문직의 양성교육

Ⅰ. 정부소속 의료기관의 양성교육

정부소속의 의료기관이나 그 의료기관에 부속된 의학교에서 의료인력을 양성한 과정을 보면 다음과 같다.

① 1910년(隆熙4년) 韓日合併 직후 대한의원이 조선총독부의원으로 개편되면서, 대한의원 부속의학교도 조선총독부의원 부속의학교로 개칭되었다.

② 韓日合倂후인 1910년(明治43년)에 조선총독부 의학강습소를

설치했다가, 1916년(大正5년)에 관립 경성의학전문학교로 개편하였다.

③ 1914년(大正3년)에 "산파양성소규정"을 제정하여 산파양성소에서 산파를 육성하였다.

Ⅱ. 정규 교육기관에서의 양성교육

① 1910년(明治43년)에 설치했던 조선총독부 의학강습소를 1916년(大正5년)에 관립 경성의학전문학교로 개편하였다. 이는 1915년(大正4년)에 "전문학교규칙"이 마련되고 1916년(大正5년)에 "전문학교관제"가 제정공포됨으로써 이루어진 것이다.

② 1925년(大正14년)에 경성치과의학교를 설치하고, 그 후에 경성치과의학전문학교로 개편하였다.

③ 1925년(大正14년)에 약학학교를 설치하고, 1930년(昭和5년)에 경성약학전문학교로 개편하였다.

④ 1924년(大正13년)에 경성제국대학 의학부를 설치하였다.

조선총독부시대에 경성의학전문학교, 경성치과의학전문학교, 경성약학전문학교 및 경성제국대학 의학부를 설치한 것은 보건의료 분야의 교육의 발전과 실천적 기술의 향상이라는 측면에서 매우 의미가 크다고 하지 않을 수 없다. 그러나 한편 보건의료인력의 양성을 공식 교육기관에만 독점적으로 의존하게 되면, 보건의료교육의 공식화와 규격화(표준화)를 가져와서 다양한 통로(주로 독학, 또는 徒弟的 학습)를 통한 보건의료인력의 양성이 배제되고, 아울러 장기간의 공식교육을 받은 사람에게만 보건의료 전문직이 될 수 있는 기회가 부여되어 사회구조의 계급화를 초래할 개연성도 있게 된다. 하지만 보건의료인력의 양성을 공식적인 고

등 전문교육기관인 전문학교나 대학에서 실시함으로써, 비록 부수적인 역기능현상이 있다는 것을 긍정하면서도, 모든 인간개체의 생명보존이라는 보다 근원적인 측면에서 보면 확실히 발전을 가져왔다고 할 수 있다.

제5절 보건의료활동

보건의료활동으로서는 공공병원에서 개별적으로 환자를 치료한 것도 중요사항으로 들 수 있지만, 집단적으로 시행된 공공 보건의료활동으로서는 (1) 痘瘡 예방사업, (2) 전염병 예방사업 및 (3) 의료구조, 세 가지를 들 수 있다.

Ⅰ. 痘瘡 예방사업

두창예방을 위한 종두사업은 1885년(高宗22년)부터 충청도를 위시한 전국에 牛痘局을 설치하고, 전국적으로 종두사업을 실시하였다. 이후 1895년(高宗32년) 10월에 "종두규칙"을 제정공포하여 종두를 실시하고, 1895년(高宗32년)에는 "種痘醫養成所規程"을 제정공포하여 종두사업을 시행할 種痘醫를 양성하였다. 지방에서의 두창예방을 위해서도 1899년(光武3년) 6월에 "각지방종두소세칙"을 반포해서 13개 道府에 종두를 학습한 종두위원을 파견하여 種繼所를 설치해서 종두를 실시하였다. 大韓國政府는 한성에 種痘司를 설치하고, 각도에 種繼所를 설치해서 여기에 종두사무위원을 배치하고, 각 府郡에 종두인허원을 두어 두창예방에 노력하였다. 그런데 1906년(光武10년) 통감통치가 실시된 후, 일본인 警察醫를 지방에 배치하고 경찰관서로 하여금 종두시행을 담당하게 하였고, 조선총독부시대에 들어와서도 이와 같은 종두사업은 계속 강행되었다. 그래서 1910년에는 종두인원이 122만 명까지에 이르렀다. 그 후 종두자는 계속 늘어나, 1911년에 290만 명, 1912년에 370만 명, 1913년에 218만 여명, 그리고 1914년에 179만 여명에 이르러, 두창환자 발생이 거의 종식되었다. 종두사업의 확대로 인한 두창환자의 발생저지는 韓國의 보건의료활동의 발전에 큰 족적을 남긴 것으로 보아야 할 것이다.

Ⅱ. 전염병예방

韓國에는 전래적으로 두창만이 아니라 각종 전염병(특히 호열자)이 유행하여 많은 인명을 빼앗아 가고 있었다. 그래서 1895년(高宗32년) 閏5월에 "虎列刺豫防規則", 1899년(光武3년) 8월에는 "전염병예방규칙"을 제정공포하여 전염병의 예방활동을 실시하였다. 종전에는 법정전염병을 호열자와 두창에 한정하였던 것을 이 규칙에서는 호열자(콜레라), 장티프스, 赤痢(이질), 實布垤利亞(디프테리아), 發疹窒扶私(발진티프스), 및 痘瘡, 6종으로 확대하였다. 1899년(光武3년) 8월에 걸쳐, "虎列刺豫防規則", "腸窒扶私豫防規則", "赤痢豫防規則", "實布垤利亞豫防規則" 및 "發疹窒扶私豫防規則"을 반포하여, 전염병예방에 관한 세부준칙을 규정하였다.

조선총독부에서는 1915년(大正4년)에 制令으로 "전염병예방령"을 제정공포하여 지정전염병을 9종으로 확대했으며, 1924년(大正13년)의 개정 "전염병예방령"에는 이를 10종으로 지정하고, 1940년(昭和15년)의 개정 "전염병예방령"에서는 再歸熱까지 11종으로 확대지정하였다. 전염병과 더불어 지방병의 퇴치활동도 함께 전개하였다. 그래서 전염병환자와 이로 인한 사망자가 漸減되었다. 그러나 1회의 방역조치(즉 種痘실시)로 인하여 일생동안 면역이 되는 두창의 경우와는 달리, 일반 전염병은 이런 방역조치수단이 없기 때문에, 전염병환자의 발생이나 이로 인한 사망자의 수는 의료진의 방역조치와 전염병 쪽의 병균유입이라는 양 변수에 의하여 결정되어서, 단순히 의료진의 방역조치강화만으로 이를 박멸할 수는 없는 일이었다. 그러나 전염병방역사업의 강화가 전염병의 발생억지에 영향을 주었던 사실은 각 연도의 전염병환자의 발생수와 사망자의 수를 통해서 이를 忖度할 수 있을 것 같다. 1905~1910년간의 통감통치기의 전염병 환자(및 사망자) 數를 보면(괄호내는 사망자), 1907년이 7,692명(2,692명), 1908년이 3,214명(898명), 그리고 1909년에는 7,880명(2,729명)이었다. 그리고 1910~1945년간의 조선총독통치기의 전염병 환자(및 사망자) 數를 보면(괄호내는 사망자), 1910년이 5,425명(1,526명), 1911년이 6,604명(1,226명), 1912년이 5,120명(965명), 1913년이 4,068명(805명), 1914년이 4,931명(1,032명), 1915년이 5,343명(1,041명), 1916년이 6,606명(2,198명), 1917년이 5,617명(1,266명), 그리고 1942년이 32,888명(4,337명)이었다.

Ⅲ. 醫療救助

醫療救助는 1944년(昭和19년) 3월의 "조선구호령"에 의해서 실시되고(日本의 "구호법" 원용), 조선구호령의 구호형태는 생활부조, 의료, 조산, 생업부조 및 장제부조로 이루어지고 있었는데, 이 의료구조는 공적부조의 한 형태에 해당하는 것이다. 당시 韓國에서는 1894년(高宗31년, 開國503년) 이후 1945년(昭和20년)의 8·15解放때까지 서양의술을 도입하고, 병원(公私)을 증설하며, 의학교육기관을 확대하여, 주민의 보건의료에 힘을 썼으나, 벽촌의 주민이나 빈곤층은 생활의 어려움 때문에 의료혜택의 사각지대에 놓이고 있었다. 그래서 이 "조선구호령"에 의한 의료구조를 통해서 이들 빈민의 보건의료를 향상시키려고 했던 것이다. "조선구호령"에 의한 의료구조는 생활부조와 더불어 韓國에서 처음으로 사회보장(social security)의 한 형태인 공적부조(public assistance)를 제도화했다는 점에서 매우 큰 의의를 가지고 있는 것이다.

제6절 보건의료행정예산

1910∼1945년간(韓日合倂이후 8·15解放)의 日帝 조선총독부시대에는 韓國의 예산은 "조선총독부특별회계"로 계상이 되어, 예산의 집행은 원칙적으로 조선총독의 책임하에 이루어졌다. 다만 예산의 편성은 日本本國의 소관 부서의 사정후에 이루어졌고, 예산의 심의의결은 일본 제국의회가 담당하되 일본천황의 재가가 있은 후에 예산이 성립되었다. 조선총독부의 예산사정은 "朝鮮總督府及所屬官署會計事務章程"에 의해서 이루어지고, 日本本國 소관부서의 예산사정은 日本의 "회계규칙"에 의해서 이루어졌으며, 예산의 심의재가는 "대일본제국헌법"에 의해서 이루어지고, 예산의 집행은 "朝鮮總督府及所屬官署會計事務章程"에 의해서 이루어졌으며, 결산 및 회계검사는 "대일본제국헌법"과 日本의 "회계규칙"에 의해서 이루어졌다.

세출예산 총액 중에서 보건의료비가 점하는 비중이 얼마나 되었는지는 1910∼1945년간(韓日合倂이후 8·15解放)의 일제 조선총독부시대의 예산이 조직체별(기관별) 분류방법(classification by organizations)과 품목별 분류방법(classification by objects)에 의해서 분류가 되고, 기능별 분류방법(classification by functions)에 의해서는 분류가 되어 있지 않아서, 이를 예산서 자체를 통해서는 알 길이 없다. 다만 통감부시대나 조선총독부시대의 예산에 대한 당시의 통계나 정부문서에 단편적으로 기능별 분류내용이 제시되어 있을 뿐이다. 이들 문헌에 의하면, 통감부시대에는 교육 및 위생비가 1905년이 1.1%, 1906년이 2.4%, 1907년이 2.7%, 1908년이 2.1%, 1909년이 2.7%, 그리고 1910년이 3.5%로 집계되고 있다. 여기에서 교육비를 제외한 순수한 위생비는 극히 적을 것으로 판단된다. 조선총독부시대에는 위생 및 醫務費가 1919~1927년이 1.1%에서 1.5%에 이르고 있고, 1928~1942년이 0.4%에서 0.6%에 달하고 있으며, 1943~1945년에는 0.1% 내외밖에 되지 않고 있다. 1943~1945년에 0.1% 내외밖에 되지 않고 있는 것은 태평양전쟁 말기에 戰費조달을 위해서 모든 경비를 여기에 집중시켰던 때문으로 판단된다.

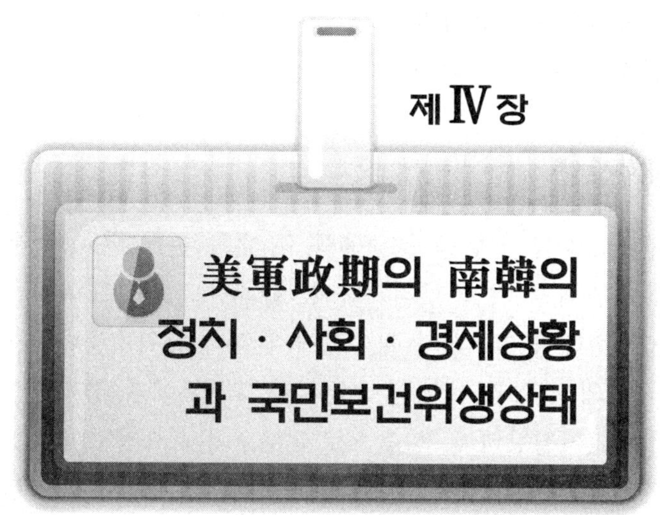

제1절 美軍政期의 南韓의 정치 · 사회 · 경제상황

국민보건의료 서비스는 국민보건상태와 밀접한 관련이 있으며, 국민보건상태는 국가의 사회경제상황과 관계가 있다. 1945년 8월 15일 제2차세계대전이 종결되고, 한반도는 북위 38°선을 경계로 남과 북이 각각 美國과 蘇聯에 의한 軍政하에 日帝의 식민지배로부터 해방되었다. 한반도는 이렇게 日帝의 지배를 벗어남과 동시에 日本과 관련되어있던 정치 · 경제 · 사회상태는 마비상태에 이르게 된다. 日帝 지배하에 구축되어 있던 정치 · 경제 · 사회체계가 해체되어 버린 것이나 다름없었다. 여기다가 해외귀환동포의 유입으로 식량, 실업, 주거문제는 당시의 사회상황을 더욱 악화시키는 요인으로 작용하였다. 총체적 사회혼란으로 국민보건상태 역시 불량할 수밖에 없었다.

Ⅰ. 정치상황

日本의 패망을 예상한 조선총독 阿部信行는 韓國人의 폭동 등 혼란이 불가피할 것을 두려워하여, 韓國지도자들로 하여금 과도정부를 구성해서 日本人의 철수전에 친일적 분위기를 조성함으로써, 日本人의 생명과 재산을 보호코자 宋鎭禹에게 정권인수를 요청하였으나 거절당하자, 다음으로 呂運亨에게 요청하여 快諾을 받았는데,[1] 呂運亨은 總督으로부터 5개조건[2]을 사전에 보장받았다.

日本이 항복하자 呂運亨은 이미 조직되었던 건국동맹이라는 지하조직을 모체로 1945년 8월 17일에 건국준비위원회를 조직하여 (위원장 呂運亨, 부위원장 安在鴻) 8월 말경에는 전국적인 조직망을 가지게 되었다.[3] 이 건국준비위원회는 9월 6일 좌익계 노력만을 규합하여 朝鮮人民共和國 임시조직법안을 통과시킨 다음 중앙인민위원회를 선출하고, 그 선언과 강령을 발표함으로써, 해방된 韓國의 주권을 자처하는 인민공화국을 선포하였다.[4]

---

1) 尹亨燮, 「韓國政治論」(서울 : 博英社, 1988), p. 135.

2) 상동(每日新報, 1945. 8. 17에서 인용).
※ 5개 조건은 ① 전국의 정치범 및 경제범을 즉시 석방할 것, ② 3개월간 (8·9·10월) 식량을 확보할 것, ③ 치안유지 및 건국운동을 우이한 제반사항에 대하여 일체 불간섭할 것, ④ 학생훈련과 청년조직에 절대 불간섭할 것, ⑤ 건국사항에 있어서 노동자·농민을 동원함에 절대 불간섭할 것이었다.

3) 건국준비위원회지부(나중에 인민위원회로 개편함)는 8월 말경에 145개에 이르렀고, 蘇聯점령지역을 포함한 전국 각지에 퍼져 있었다(李起夏, 「韓國政黨發達史」〈서울 : 議會政治社, 1961〉, p. 44).

4) 尹亨燮, 「전게서」, p. 136.

한편, 우익측에서는 金炳魯·白寬洙·趙炳玉·李仁 등이 고려민주당의 元世勳과 중심이 되어 8월 28일 조선민족당을 결성하고, 또한 白南薰·金度演·張德秀·許政·尹潽善 등은 9월 4일에 한국국민당을 조직하였으며, 9월 7일에는 宋鎭禹·金性洙·金俊淵·張澤相을 중심한 330명의 발기인 이름으로 大韓民國 臨時政府 귀국환영 국민대회준비회를 결성하였다.[5] 이들 민족진영은 9월 16일 한국민주당이라는 단일정당으로 결집되었다. 美軍政期間중, 이 한국민주당이 여당의 입장에서 美軍政의 주도적 역할을 하였다. 이 밖에 한국독립당을 위시한 군소정당이 난립하고 있었다. 9월 8일에 美軍이 상륙하여 일체의 행정권을 장악하게 되자, '人民共和國'과 '大韓民國臨時政府'마저 인정을 받지 못하게 됨으로써, 정국은 더욱 혼란에 빠지게 되었다. 혼란한 국내정치상황에도 불구하고 美軍政당국은 민주화정책에 따라 점차적으로 새로운 민주정치제도를 수용해 나감으로써, 韓國정치발전의 여명기를 형성했다.

자유민주주의에 기초한 정당활동의 허용, 법치질서의 도입, 의회제도(남조선과도입법의원)의 창설, 행정조직의 분권화, 교육의 민주화, 국민의 기회균등보장, 소작료 인하와 농지분배 등의 경제평등화 조치, 노동행정의 민주화 등 여러 가지 면에서, 민주화정책을 펴나갔다. 1947년 9월 이후, 美軍政 당국의 韓國化정책에 따라, 美軍人은 부·국장 등의 간부직에서 물러나 행정고문의 입장에서 간접적으로만 南韓의 통치에 관여하였으며, 1947년 5월 南朝鮮過渡政府를 발족시켜, 새로이 大韓民國政府에 통치권을 이양할 준비를 해나갔다.

Ⅱ. 사회상황

美軍政期간중 南韓의 사회적 특징으로서는 ① 해외귀환동포와

5) 상동.

越南民, ② 실업자, ③ 빈곤자 등으로 인하여 정부의 부조대상자가 많았던 것을 들 수 있다. 日帝통치기간중 韓國人은 日本을 비롯한 외국에 많이 살고 있었으며, 日本의 군인·군속으로서 日本軍에 강제 동원된 사람들이 다수 있었는데, 1945년 8·15解放후 이들이 고국으로 돌아오게 되었으며, 南·北韓의 분단으로 北韓주민이 많이 越南하게 되어, 이들에 대한 생계보호대책은 美軍政당국의 중요한 당면과제였다. 1948년 3월 31일 현재, 越南民은 45만 6천명, 해외귀환동포는 202만 6천명, 합계 248만 2천명에 이르렀다(표 Ⅳ-1).[6] 1948년 8월 현재로 南韓의 인구가 1,936만 9천명이었으므로,[7] 越南民 및 해외귀환동포 248만 2천명은 南韓 총인구의 약 12.8%에 해당된다.

---

6) 朝鮮銀行調査部, 「經濟年鑑」(서울, 1949), pp. Ⅳ-238~239.

7) 8·15解放 前에는 1944년 5월 현재 1,600만 4천여명이었으나, 越南民과 해외귀환민으로 인하여 1948년 현재로는 1,936만 9천명으로 늘어났다.

◎ 南韓人口

도 별	면적(㎢)	인구	
		1944년 5월 현재	1948년 8월 현재
경 기 도	13,655.88	3,309,704	2,486,369
충청북도	7,418.38	979,656	1,112,894
충청남도	8,106.44	1,673,489	1,909,405
전라북도	8,574.12	1,674,672	2,018,428
전라남도	13,887.37	2,749,148	2,944,842
경상북도	18,988.84	2,603,740	3,185,832
경상남도	12,304.60	2,416,093	3,178,750
강 원 도	13,036.16	1,008,859	1,116,836
제 주 도			276,148
서 울 시			1,141,766
합 계	95,971.79	16,415,361	19,369,270

자료 : *Summation of Non-Military Activities in Japan and Korea,* GHQ Supreme Commander for the Allied Powers, No. 3, December 1945, Part V, Section 3(Cited from Analysis and Research Subsection of the Planning Section).

〈표 Ⅳ-1〉 南韓의 해외동포 및 越南民수

1948년 3월말 현재

도 별	38이북(北韓)	滿洲방면	中國방면	日本방면	기타 방면	계
서울특별시	176,101	54,212	20,825	15,687	787	267,612
경 기 도	70,865	18,841	5,805	21,653	8,816	124,724
충청북도	6,531	15,841	2,792	47,657	9,651	81,672
충청남도	40,813	28,949	6,591	127,546	10,566	213,565
전라북도	35,167	49,838	10,934	154,093	40,313	290,350
전라남도	29,631	53,703	9,232	212,415	18,898	323,879
경상북도	28,382	88,476	6,814	292,199	42,824	458,695
경상남도	23,372	65,938	13,373	520,992	20,000	643,678
강 원 도	45,531	8,706	2,076	15,608	6,065	77,986
제 주 도	–	–	–	–	–	–
합 계	456,393	382,348	78,442	1,407,255	157,920	2,482,358

자료 : 朝鮮銀行調査部, 「經濟年鑑」 (서울, 1949), pp. Ⅳ–238~239.

이들은 대부분이 실업자로서 정부의 부조를 필요로 하는 사람들이었으며, 주로 도시에 집중되어 중요한 사회문제를 야기시켰다. 1946년 11월 현재로 南韓의 실업자수는 총인구 1,936만여명중 105만 여명이었는데(표 Ⅳ–2), 105만여명중 그의 55.9%인 58만 7천명은 이재민(해외귀환동포 및 越南民)이었다. 有業者는 약 80%가 농민이었다. 취업자라 하더라도 극심한 통화팽창과 물가고로 인하여 그들의 생활은 매우 어려웠다.

〈표 Ⅳ-2〉 南韓의 실업자수

1946년 11월 30일 현재(단위 : 1,000명)

구 분	남자	여자	합계
有業者	5,179	2,257	7,436
실업자	762	288	1,050
부양인구	3,849	7,032	10,881
총인구	9,791	9,577	19,369

자료 : 朝鮮銀行調査部編, 「朝鮮經濟年鑑」(서울, 1948), p. Ⅰ–9.

1948년 3월말 현재, 이재민수(해외귀환동포 및 越南民) 총 248만여명중 구호대상자는 145만여명에 달하고 있다(표 Ⅳ-3).

〈표 Ⅳ-3〉 南韓의 이재민 및 요구호자수

1948년 3월말 현재

구분	이재민수(해외귀환동포 및 월남민)	구호대상자 인구			
		府	邑	面	計
서울특별시	267,612	129,551	–	–	129,551
경 기 도	124,923	10,030	12,226	43,650	65,906
충청북도	81,672	5,125	–	59,663	64,788
충청남도	213,56(?)	8,118	19,734	107,061	144,931
전라북도	290,350	68,246	9,620	109,859	187,725
전라남도	323,879	12,535	27,493	188,878	238,031
경상북도	458,701	36,947	25,236	205,837	268,020
경상남도	643,676	52,351	663,497	182,875	298,723
강 원 도	77,936	20,021	7,134	28,294	55,448
제 주 도	–	–	–	–	–
합 계	2,482,364	343,044	764,945	926,117	1,453,123

자료 : 朝鮮銀行調査部編, 「朝鮮經濟年報」(서울, 1949), pp. Ⅳ-238~239.

이재민은 당시 南韓의 중요한 사회문제가 되었으며, 이들에 대한 구호는 美軍政당국의 큰 부담이었다. 이재민은 징병, 징용, 이민 등으로 인하여 해외에 이주하였다가 解放후 조국에 귀환한 동포와 38도선 이북으로부터의 越南동포가 이 범주에 포함된다. 38도선 이북에서의 피난민 유입은 美軍政정부가 그 유입을 조정할 때까지 계속 증가되었다. 美軍政당국은 1947년 3월 20일에 越南동포에 대한 문제에 대처하기 위하여 1947년 4월 1일까지 이에 대한 조정계획을 수립하도록 예하 官署에 지시하였다.[8)]

이 계획의 요지는 ① 각 가족이나 개인에 대한 후원자가 구해질 때까지 주둔지에 피난민을 억류시킬 것, ② 각자의 목적지를 정하고 그러한 목적을 위해 설치한 후방의 수용소로 들어가는 사

8) HQ USAFIK, *G-2 Weekly Summary Report*, No. 79, 20 March 1947.

람을 조정할 것, ③ 서울시 구호수용소의 지나친 부담을 막고 접경지역 피난민수용소에서의 위험스런 과잉수용을 방지하기 위해 전지역을 통한 체계적인 배치를 할 것 등이었다. 이는 北韓에서의 피난민의 유입이 하루 평균 1,300여명 이상이 될 때까지 계속되었으며, 상당수의 피난민들은 정부의 피난민 조정경로를 거치지 않고 美軍지역으로 침투된 것으로 알려졌기 때문에, 그 유입은 당시 1개월에 약 50,000여명에 이른 것으로 추정되었다. 北韓에서 피난민이 대규모 이주를 한 주된 이유는 北韓의 심각한 식량부족과 南韓의 우호적이고 선택적인 식량배급제에 기인하였다. 피난민들의 계속적인 증가에 대처하기 위한 美軍政廳의 계획은 美副軍政長官(Deputy Military Governor) C. G. Helmick 准將이 A. L. Lerch 軍政長官(Military Governor)의 지시에 의하여 1947년 5월 15일자로 발령한 "越南避難民"공문에 구체화되었다.[9] 이 지시에 의하면, 越南避難民은 제1단계에서 북위 38도선 접경지역의 임시집합점(Collection Points 또는 Feeding Stations)에 집합한 후, 제2단계에서 집결소(Assembly Camps) 수용과정을 거쳐, 제3단계에서 지역배치처(Area Distribution Camps)에서의 최종 귀착지의 결정이 이루어진 후, 일정지역에 정착하게 되었던 것이다. 해외귀환동포 및 월남민의 수용구호는 ① 제2단계에서의 집결소 수용과정인 접경지역 임시수용구호와 ② 제3단계인 지역배치소 수용과정인 후방지역 수용구호로 2대분할 수 있다. 월남자와 해외귀환자를 위하여 북위 38도선에 인접한 瓮津, 青丹, 土城, 開城, 東豆川, 抱川, 春川, 議政府, 및 注文津, 9개 지역에 국립이재민구호소를 설치하여 요구호 이재민을 수용보호하고, 또 국립이재민보호소를 서울, 仁川, 清州, 忠州, 大田, 全州, 光州, 大邱,

9) HQ USAFIK, APO #235-2, SUBJECT : Refugees from North Korea, dated 5 May 1947(*G-2 Weekly Summary, No. 87,* HQ USAFIK, Seoul, Korea, 15 May 1947).

三浪津, 春川, 原州 및, 濟州 12개 후방지역에 설치하여 구호업무를 담당케 하였다. 접경지역임시수용소(국립이재민구호소)의 1947년 4월~1948년 2월 사이의 수용인원은 22만 6천여명이었다(표 Ⅳ-4).

〈표 Ⅳ-4〉 南韓의 접경지역의 임시전재민수용소 현황

단위 : 名

구분 수용소	(1947. 4~1948. 2)		(1948. 8. 28)		1948. 4.~1949. 3. 31)	
	실인원	연인원	실인원	연인원	실인원	연인원
瓮津	2,569	8,155	13,077	41,324	20,769	51,754
青丹	26,210	59,912	32,021	116,957	36,287	81,599
土城	46,513	74,424	74,177	132,567	37,521	86,202
開城	75,656	257,991	115,824	407,155	52,042	203,388
東豆川	21,415	43,273	29,719	72,146	15,042	37,382
抱川	8,015	28,387	16,592	80,477	11,007	71,985
議政府	35,049	202,824	57,574	315,546	33,769	202,261
春川	7,221	47,662	15,984	98,868	8,524	53,382
注文津	3,650	28,515	6,980	48,076	4,948	32,088
計	226,298	751,143	361,948	1,313,116	219,872	819,041

자료 : 朝鮮銀行調査部編, 「經濟年鑑」(서울, 1949), 統計篇, p. Ⅳ-240.
大韓民國企劃處, 「施政月報」, 第1號(1948), p. 36.

정부의 구호대상은 실업자와 越南民과 해외귀환동포만은 아니었다. 불우아동, 불우노인, 심신장애자, 행려병자, 나환자, 마약중독자, 기타 빈곤자 등 모두가 정부의 구호대상이었다. 1948년 3월 현재의 보호대상 아동(13세이하 아동) 약 120,000명중 52,000명(43%)만이 공공구호를 받고 있었다(표 Ⅳ-5).

〈표 Ⅳ-5〉 南韓의 13세이하의 보호대상아동수(1948년 3월 현재)

단위 : 名

구분	구호아동	미구호아동	계
인원	52,426	68,473	120,899
%	43	57	100

자료 : 朝鮮銀行調査部編, 「經濟年鑑」(서울, 1949), 統計篇, pp. Ⅳ-240~241.

그 중에서도 보호시설의 수용혜택을 받고 있던 아동은 극소수였다(표 Ⅳ-6). 1948년 3월 31일 현재 60세이상 총 요구호노령자는 100,582명이고 그 가운데서 49,281명(총 요구호자의 약 49%)만이 구호를 받고 있었다(표 Ⅳ-7).

〈표 Ⅳ-6〉 南韓의 아동보호시설 수용현황

단위 : 명

구분 \ 년 · 월	1947. 4	1947. 12	1948. 4	1948. 12	1949. 2
시설수	67	77	77	98	98
전월말 현재수	3,976	5,530	5,470	6,741	6,806
災兒	241	103	159	105	107
遺兒	97	20	38	35	28
棄兒	42	29	60	89	33
迷兒	13	17	44	23	8
기타	79	8	39	20	12
小計	472	177	340	278	188
위탁	15	41	45	37	87
양자	10	13	20	6	28
篤家引取	30	31	38	28	35
독립생계	15	21	13	10	18
도망	184	106	78	32	29
사망	18	25	26	83	55
小計	272	237	220	196	252
본월말 현재수	4,176	5,470	5,590	6,813	6,742

자료 : 大韓民國 企劃處, 「施政月報」, 第5號(1949), p. 202.

〈표 Ⅳ-7〉 南韓의 60세이상 노쇠자 구호실적(1948년 3월 현재)

단위 : 명

시도별 \ 구분	구호	미구호	소계
서 울 시	529	1,694	2,223
경 기 도	5,902	5,848	11,750
충청북도	278	3,651	3,929
충청남도	5,067	6,112	11,179
전라북도	8,125	6,687	14,812
전라남도	5,735	9,247	14,982
경상북도	15,122	13,598	28,720

경상남도	3,082	1,405	4,437
강 원 도	5,491	3,059	8,550
합 계	49,281	51,301	100,582

자료 : 朝鮮銀行調査部編, 「經濟年鑑」(서울, 1949), 統計篇, p. Ⅳ-240.

심신장애자의 경우를 보면, 1948년 3월 1일 현재 요구호인원 총56,312명에 구호중인 자가 약 45%인 25,746명에 불과하였다.[10] 한편 1949년 1월말 현재 행려병인 및 행려사망자에 대한 구호내용을 보면, 신규수용자 1,588명중 완치자가 556명, 사망자 254명, 구호소이탈자가 66명이었다.

나병자와 마약중독자도 당시의 중요한 복지대상자였다. 8·15 解放후 日本人의 통제가 끝나자, 나병환자들이 요양원에서 이탈하여 심각한 사회문제를 야기시켰다.[11] 美軍의 점령지역인 南韓에는 나병원이 4개소가 설치되어 나병환자를 수용하고 있었다. 美軍政廳은 마약취체를 위해서 보건후생부내에 마약과를 설치하고, 각 市道에도 마약계를 설치하여 강력한 마약취체를 시행하였다. 서울시에 국립보건소와 南韓 전역에 市·道立 보건소 11개소가 설치되어 있었다.

위에서 논급한 구호대상자의 원활한 구호를 위해서는 행정력(조직, 행정인 및 재원)이 구비되어 있어야 했는데, 日本통치력이 급속하게 제거됨으로 인하여 행정기능이 제대로 작동되지 못하였다. 물론, 美軍政당국은 이러한 행정의 공백을 제거하고 행정의 능률을 보장하기 위하여 조선총독부의 기존조직과 日本人 官吏를 잠정적으로 활용하기는 했지만 행정능률이 제대로 발휘되지는 못하였던 것이다.[12] 그러므로 이러한 행정력으로는 당시의 보건의료 내지 복지수요를 충족할 수가 없었다.

10) 朝鮮銀行調査部編, 「經濟年鑑」(서울, 1949), 統計篇, p. Ⅳ-241.

11) 許元九, "美軍政時代의 福祉行政에 관한 硏究", 「大邱大學校大學院 行政學博士學位論文」, 1991년 6월, pp. 82~83 참조.

12) 金雲泰, 「美軍政의 韓國統治」(서울 : 博英社, 1992), pp. 177~183 참조.

美軍의 서울 進駐당시(1945년 9월 8일)에는 南韓은 무질서상태에 놓여 있었다.[13] 공공행정기능이 거의 중단되고, 관리의 약 90%는 출근하지 않았으며, 조선총독부의 韓國人 관리는 日本人 상관의 명령에 북종하지 않고, 韓國人 경찰관은 지하에 숨어버렸으며, 남아있는 韓國人 경찰관도 그들의 직무수행을 두려워했고, 법원의 재판기능은 정지되었으며, 형무소의 범인은 모두 도피하여 사회질서가 완전 파괴되고 있었다. 이러한 현상은 美軍 進駐후의 美軍政 초기까지(1945년 9월 8일~1946년 1월) 큰 차이 없이 지속되었으며, 그 이후에도 정상적인 사회질서가 형성되지 못하였다. 공권력의 부재 내지 위축으로 각종 범죄가 창궐하고, 특히 좌우대립으로 인한 폭력(내지 폭동)사건(大邱폭동, 濟州폭동, 麗水 · 順天반란사건 등)이 극에 달하였다. 그러나 이러한 무질서상태를 시정하기 위해서는 군대와 경찰의 기능이 정상화되어야 하는데 그렇지가 못했다. 1946년 1월에 조선경비대가 창설되기 시작해서 1948년 8월 大韓民國政府 수립 때에 5개 사단, 15개 연대(장교 1,403명, 사병 49,087명, 합계 50,490명)로 성장했으나,[14] 그들은 계엄시 이외에는 국내치안에 동원될 수 없음은 물론, 화기, 사기, 능력 등 여러 가지 면에서 취약조건을 지니고 있었다. 물론 駐韓美軍도 육군이 1945년 10월 이후 제7사단, 제40사단, 제6사단, 제24군수지원사령부 등이 주둔해 있었으나,[15] 이들은 국내치안유지에 직접 동원되지는 않았다.

경찰은 조선총독부시대의 경찰이 그대로 존속되고, 일부 韓國人 경찰관은 종전대로 美軍政期에도 근무를 했으나, 약 85%의 경

13) Bruce Cumings, *The Origins of the Korean War–Liberation and the Emergence of Separate Regimes 1945~1947* (Princeton, New Jersey : Princeton University Press, 1981), pp. 151~153 참조.

14) 戰史編纂委員會, 「韓國戰爭史 第1卷」(서울 : 1967), pp. 263~335. 韓鎔源, 「創軍」(서울 : 博英社, 1984), pp. 71~102 참조.

15) USAFIK, *op.cit.*, Part Ⅰ, Chapter Ⅳ.

찰이 美軍政期에 새로이 충원되었고[16] 그들의 화력, 장비, 능력 등에서 국내치안을 유지하기에는 역부족이었다.[17] 美軍政병력이 1945년 10월 13일 현재 軍政長官을 비롯해서 장교 365명, 사병 747명이 있어서 이들이 美軍政廳에서 韓國人 官吏를 지휘했으나,[18] 이들도 軍政에 대한 사전준비 부족과 韓國문화에 대한 문화인식 결함 및 행정경험의 부족으로 인하여,[19] 보건의료 내지 복지기능의 수행은 물론, 南韓의 행정수행을 제대로 유지해 주지 못했다.

Ⅲ. 경제상황

1945년의 8·15解放과 南·北분단은 南韓경제를 구조적으로 파정상태에 이르게 하였다. 1944년 현재, 전韓國의 제조공업의 94%의 자본을 日本人이 소유하고 있었고(표 Ⅳ-8), 기술자도 日本人이 80%를 차지하고 있었으므로(표 Ⅳ-9), 8·15解放으로 인하여 日本의 자본주와 기술자가 日本國으로 귀환하게 되어, 北韓은 물론 南韓의 경제에도 큰 타격을 입히게 되었다.

또한 공업제품의 자급률도 1941년 현재 72.7%에 불과해서(표 Ⅳ-10), 8·15解放으로 인하여 日本人이 물러가게 됨으로써, 공업이 파국에 이르고, 공산품의 수요를 충족할 길이 없게 되었다. 더구나 산업구조의 南·北韓 偏倚현상(北韓의 공업편중과 南韓의 농업편중 〈표 Ⅳ-11〉)은 남·북분단으로 인하여 南韓의 심각한 공산품 부족현상을 야기시켰다. 南韓의 곡물생산량도 8·15解放 후 사회불안으로 인하여 격감하고, 생활공산품의 생산량도 급감함으로써, 국민생활이 격심하게 궁핍해져서, 이를 해결하기 위하

---

16) *Ibid.*, Part Ⅲ, Chapter Ⅳ.
17) *Ibid.*, Part Ⅲ, Chapter Ⅳ.
18) *Ibid.*, Part Ⅱ, Chapter Ⅰ.
19) Bruce Cumings, *op. cit.*, pp. 122~131 참조.
USAFIK, *op. cit.*, Part Ⅰ, Chapter Ⅰ.

여 곡물과 생활공산품을 외국에서 수입해야만 했다. 8·15解放 후, 곡물생산고가 급감하여, 南韓民은 극심한 식량난에 허덕이게 되었다(표 Ⅳ-12).

〈표 Ⅳ-8〉 韓 · 日人別 工場公稱資本 총계(全韓國)

1945년말 현재(단위 : 100만원)

부문별	韓國人		日本人	
	자본액	비율(%)	자본액	비율(%)
인쇄제본	1.5	43	2.0	57
금속공업	6.1	2	373.0	98
기계기구공업	61.5	42	85.0	58
화학공업	1.0	0	276.2	100
瓦斯電氣工業	–	0	553.0	100
요업	–	0	53.2	100
방적공업	14.0	15	76.6	85
제재 및 목재	5.5	10	47.0	90
식료품공업	5.2	7	73.8	93
기타	7.0	8	83.5	92
합계	101.8	6	1,623.4	94

자료 : 朝鮮銀行調査部編, 「朝鮮經濟年報」(서울, 1948), pp. Ⅰ–100.

〈표 Ⅳ-9〉 8 · 15解放前의 산업별 韓國人 기술자수(全韓國)

1944년 현재

부문별	총인원	韓國人	비율(%)
금속공업	1,214	133	11
기계기구공업	609	150	25
화학공업	2,004	222	12
와사 · 전기 · 수도	91	190	20
요업, 토석	245	48	19
방적공업	484	132	27
제재, 목제품	99	32	65
음료품공업	336	121	36
인쇄제본	56	24	43
토목건축	2,347	551	24
기타	91	29	32
계	8,476	1,632	20

자료 : 朝鮮銀行調査部編, 「朝鮮經濟年報」(서울, 1948), p. Ⅰ–100.
※ 韓國人 이외는 日本人임.

〈표 Ⅳ-10〉 8 · 15解放 前의 韓國내 공업제품 자급률(全韓國)

1941년 현재

부문별	자급율	부문별	자급율
방적공업	55.9	제재목재품공업	76.1
금속공업	49.5	인쇄제본업	7.8
기계기구공업	24.7	식료품공업	95.1
요업	68.1	기타공업	74.2
화학공업	82.8	평균	72.7

자료 : 朝鮮銀行調査部編, 「朝鮮經濟年報」(서울, 1948), p. Ⅰ-101.

〈표 Ⅳ-11〉 8 · 15해방 전의 남북한별 산업분포

단위 : %

	산업	남한	북한	합계
지하자원	금은철	27.3	72.7	100
	철광	0.1	99.9	100
	유연탄	0.5	99.5	100
	무연탄	2.3	97.7	100
	흑연	29.0	71.0	100
공산액	총액	89.3	10.7	100
	화학	18.2	81.8	100
	금속	9.9	91.1	100
	기계	72.2	27.8	100
	요업	20.3	79.7	100
	방적	84.9	15.1	100
	식품	65.1	34.9	100
	기타	47.2	52.8	100
전력	출력	14.0	86.0	100
	평균발전	8.0	92.0	100

주 : 공산액은 1940년 실적, 지하자원은 1936년 현재, 전력은 해방직전 현재임.
자료 : 한국은행(1948)

〈표 Ⅳ-12〉 南韓의 8 · 15解放 전후의 곡물생산고 비교

곡종	연도	수획고		생산고	
		1정보당 수획고(석)	1940~1944년 대비(%)	생산고(석)	1940~1944년 대비(%)
미곡	1930~34~36년 평균	11.08	83.6	13,586,539	99.0
	1940~44년 평균	13.26	100.0	13,718,156	100.0
	1945년	12.17	91.8	12,835,827	93.6
	1946년	11.19	84.47	12,047,123	87.8
잡곡	1930~34~36년 평균	5.38	124.5	1,441,891	116.2
	1940~44년 평균	4.32	100.0	1,240,574	100.0
	1945년	3.41	78.9	893,966	72.1
	1946년	4.55	105.3	947,752	76.4
두류	1930~34~36년 평균	4.99	125.4	2,355,623	200.7
	1940~44년 평균	3.98	100.0	1,173,954	100.0
	1945년	3.71	93.2	1,013,020	86.5
	1946년	3.72	93.5	992,406	84.5

자료 : 朝鮮銀行調査部編, 「朝鮮經濟年報」(서울, 1948), pp. Ⅰ-45~46.

1946년의 곡물생산고를 보면, 1940~1944년에 대비하여 미곡이 87.8%이고, 잡곡이 76.4%이며, 두류가 84.5%밖에 되지 않는다. 8 · 15解放후의 곡물생산고의 감소로 인해서, 외국에서 수입한 양곡으로 식량사정을 어느 정도 해결해 나갔다. 1947년의 경우를 봐도, 정부의 공급량 총 1,051,239 tons중 수입양곡이 총공급량의 40.3%인 423,114 tons에 이르고 있다(표 Ⅳ-13).

〈표 Ⅳ-13〉 1947 미곡년도의 南韓의 미곡공급원 비교

구분	공급량(ton)	비율(%)
국내수집미곡	534,000	50.8
국내수집하곡	94,125	8.9
수입식량	423,114	40.3
합계	051,239	100.0

자료 : 朝鮮銀行調査部編, 「朝鮮經濟年報」(서울, 1948), pp. Ⅰ-249~250.

식량의 부족과 생활공산품의 생산량 부족으로 인하여, 국민생활이 극히 어려운 상태에 놓이게 되었다. 식량의 경우, 농민은 자가생산량에 의해서 어느 정도 자급자족이 되었지만, 공산품의 경우는 전량을 배급에 의존하지 않을 수 없었고, 그 배급량은 극히 적은 양이었다. 산업구조의 南・北분단으로 인하여 南韓의 극심한 공산품의 결핍현상을 가져왔다. 南韓은 농업이, 北韓은 공업이 큰 비중을 점하고 있었으며, 공업도 北韓은 중공업이, 南韓은 경공업이 큰 비중을 점하고 있었기 때문에, 南・北분단으로 인해서 南韓은 공업(특히 중공업)부문의 결정적 취약성을 면할 길이 없었다.

중공업에 있어서, 1946년 현재 北韓의 생산액이 548백만원으로서, 南韓의 생산액 143백만원의 약 4배에 이르고 있는 반면, 경공업은 南韓이 562백만원으로서 北韓의 240백만원의 약 2.5배에 달하고 있고, 총 공업생산액은 北韓이 1,495백만원으로서, 705백만원인 南韓의 2배에 달하고 있다(표 Ⅳ-14).

〈표 Ⅳ-14〉 南北韓별 · 공업별 공업생산액 비교(1940년 현재)

단위 : 100만원

부문별		합계	南韓		北韓	
			생산액	비율(%)	생산액	비율(%)
중공업	화학	501.7	91.1	18	410.5	82
	금속	137.0	13.6	10	123.4	90
	기계	53.2	38.4	72	14.8	28
	소계	692.0	143.1		548.8	
경공업	방적	201.3	170.9	85	30.3	15
	요업	39.2	7.9	21	31.3	79
	목제품	21.0	13.7	65	7.3	35
	인쇄제본	19.3	17.2	89	2.1	11
	음료품	328.3	213.6	65	114.7	35
	와사・전기	30.4	11.0	36	19.3	64
	기타	163.2	127.4	78	35.7	22
	소계	803.1	562.1		240.9	
총계		1,495.1	705.3		789.8	

자료 : 朝鮮銀行調査部編, 「朝鮮經濟年鑑」(서울, 1948), p. Ⅰ-101.

1947년 및 1948년의 南韓의 1인당 국민소득은 22,850원 및 33,150원으로 추계되고 있다(표 Ⅳ-15).

〈표 Ⅳ-15〉 南韓의 국민소득(지출국민소득)추계(1947~1948년)

단위 : 원

구분	1947년	1948년
민간소비지출	491,339	751,748
정부순지출	12,057	13,711
국민투자(저축)	8,673	8,563
대외투자	977(감)	1,526(감)
국민총소득	454,496	664,087
1인당 국민소득 추계	22,850	33,150
인구	19,886,234	20,027,393

자료 : 韓國産業銀行調査部, 「韓國産業經濟十年史 ; 1945~1955」(서울, 1955), p. 595.

1947년 및 1948년의 1인당 국민소득 추계액 22,850원 및 33,150원은 1951년의 국민소득 미화 56불을 기준으로 할 때, 각각 5불 및 7불 정도에 해당된다.[20] 당시의 국민소득을 외국과 비교할 때, 南韓의 1947 및 1948년도의 1인당 국민소득이 구미 선진국가에 비해서 매우 낮았다는 것을 추측할 수 있다.[21] 美軍政당국은 南韓의 경제적 파탄을 극복하고 주민의 생활안정을 위해서, 日帝시대의 통제경제체제를 타파하고 자본주의체제의 기본원리인 자유시장경제원리를 도입하려고 하였다. 이것은 美國의 경제문화

20) 韓國産業銀行調査部, 「韓國産業經濟十年史 : 1945~1955」(서울, 1955), p. 603.

21) 1인당 국민소득의 국제비교(1951년)

국가	1인당 국민소득	국가	1인당 국민소득
美國(1952)	1,750	日本	163
카나다	1,285	泰國(1950)	102
濠洲	839	韓國	56
佛蘭西(1952)	681	印度(1958)	50
英國(1952)	758	버마	35

자료 : 韓國産業銀行調査部, 「韓國産業經濟十年史 : 1945~1955」(서울, 1955), pp. 604~605.

를 南韓에 이식하려는 美軍政당국의 정치경제이념의 영향이라고 보아야 할 것이다. 이러한 시장경제원리의 채택은 미곡과 생활필수품의 자유시장화 조치로부터 시작되었다.

자본주의 경제체제는 개인의 재산권의 보장과 자유시장조작을 전제로 한다. 그래서 1945년 9월 7일자 태평양미육군총사령부 포고 제1호로 Douglas MacArthur 사령관은 南韓에 美軍政을 실시할 것을 선언하고 주민의 소유권을 존중할 것을 선언하였다.[22] 이 포고는 南韓주민의 재산권을 비롯한 기본권보장과 더불어 기존질서의 유지를 선언하고 있는 것이다. 기존질서의 유지는 기존법령의 효력의 지속을 인정하는 입법조치로 나타났다. 1945년 11월 2일자 美軍政法令 제21호 "法律 諸命令의 存續"에 의해서 새로이 발포되는 美軍政廳의 명령으로 폐지될 때까지 8월 9일 현재의 기존 제法令의 효력이 지속됨을 규정하였다(11월 2일 발효).[23] 따라서 이들 포고 및 법령에 의해서 재산의 소유권이 합법적으로 인정이 되게 된 것이다. 당시의 국민의 재산권의 대상중 가장 중요한 것은 토지와 기업체였는데, 위에서 언급한 법제조치로 인하여, 토지와 기업체에 대한 南韓民의 재산권이 보장되게 된 셈이다. 그런데 이들 토지와 기업체 중에서 日本人 소유의 것은 귀속재산으로서 軍政廳의 소유로 전화되었기 때문에(후술), 이 귀속재산의 사회화로 인하여 재산의 사유화에는 큰 제약이 가해진 셈이다. 그러나 이들 귀속재산은 美軍政 말기부터 민간에게 불하되기 시작하였다. 1945년말 현재, 南韓의 토지(전답) 2,472,177町步중 그의 87%인 2,025,448町步가 韓國人 소유였으므로(표 Ⅳ-16), 이의 南韓 개인의 토지소유권이 합법화된 셈이다.

---

22) *Proclamation No. 1,* 7 September, 1945, GHQ, U. S. Army Forces, Pacific, Office of the Commanding General, Yokohama, Japan.

23) *Ordinance, No. 21,* HQ, USAFIK, Office of the Military Governor, 2 November 1945.

<표 Ⅳ-16> 南韓의 국적별 토지소유면적

1945년말 현재

구분	소유자수	총면적(정보)	지번수
韓國人	2,580,050	2,025,448	12,157,603
外國人	97,972	446,729	1,265,062
계	2,678,022	2,472,177	13,422,665

자료 : 朝鮮銀行調査部編, 「朝鮮經濟年報」(서울, 1948), p. Ⅰ-32~34.

토지 이외의 기업체 재산도 韓國人의 개인재산은 사유화되었으며, 日本人이 소유했던 기업체 재산은 1945년 12월 6일자 美軍政法令 제33호 "朝鮮內 日本人財産 취득에 관한 건"에 의하여 귀속재산으로 사회화되고, 그 후 1948년 7월 12일자 美軍政法令 제210호 "日本정부에 의하여 적산으로 동결된 재산의 해제"에 의거 聯合國人의 재산을 반환하는 것을 계기로 해서 南韓民에게 불하되게 되었다.[24] 재산권의 보장과 더불어 駐韓美軍政廳은 1945년 10월 5일자 일반고시 제1호 "미곡의 자유시장"에 의하여 日帝시대의 미곡배급제를 폐지해서 미곡의 거래를 자유화하고, 동일자 일반고시 제2호 "자유시장 설치에 관한 건"에 의하여 日帝시대의 물자규제를 폐지해서 생활필수품의 거래를 자유화하였다.[25]

원래 자유시장조작은 사회의 안정과 물자수급의 원활을 전제로 한 조작방법이다. 그러나 당시의 南韓은 사회가 극히 불안정하고 물자의 공급이 매우 부족한 상태에 있었기 때문에, 美軍政廳의 자유시장화조치는 심한 부작용만을 낳게 되었다. 이것은 美軍政廳의 南韓의 경제상황 판단의 착오와 정책빈곤에 그 원인이 있었던 것이다. 미곡을 비롯한 생활필수품의 절대량의 부족과 물가폭등

24) *Ordinance No. 33,* HQ, USAFIK, Office of the Military Governor, 6 December 1945.
Ordinance No. 210, HQ, USAFIK, Office of the Military Governor, 12 July 1948.

25) 朝鮮銀行調査部編, 「朝鮮經濟年報」(서울, 1948), p. Ⅱ-37.

으로 인하여, 美軍政廳의 미곡과 생활필수품의 자유시장조작 기도는 수포로 돌아가고, 美軍政廳은 다시 자유거래를 규제하고 통제경제체제로 되돌아가게 되었다. 통제경제정책중 대표적인 것으로서는 ① 귀속재산처리, ② 농지개혁, 및 ③ 생활필수품의 통제를 들 수 있다.

(1) 귀속재산처리

日本人 재산(금, 은, 통화, 증권, 예금, 채권 기타 모든 재산)에 대해서는 1945년 9월 25일자 美軍政法令 제2호 "재산이전금지"에 의해 그 이전을 금지하고 일정한 조건하에서만 거래를 허가토록 하였으며,[26] 1945년 9월 28일자 美軍政法令 제4호 "日本陸海軍재산에 관한 건"에서, 日本 陸海軍재산의 美國의 소유화를 선언하고 그의 매매, 취득 또는 양도를 금지시킴과 동시에,[27] 1945년 12월 6일자 美軍政法令 제33호 "朝鮮내 日本人재산권 취득에 관한 건"에 의해서, 1945년 8월 9일 이후 日本의 정부기관, 단체, 또는 국민이 소유하고 있는 모든 재산은 1945년 9월 25일 부로 駐韓美軍政廳이 접수하고 그의 이전을 금지토록 하였다.[28] 이러한 과정을 통하여, 한반도내의 日本의 군, 정부기관, 단체 국민이 소유했던 모든 재산은 소위 敵産(귀속재산)으로서 美軍政廳 소유가 되게 된 것이다.

美軍政당국에 의한 귀속재산 처리는 결과적으로 日帝시대의 자본주의체제가 일단은 美軍政하에서의 국가자본주의체제로 바뀌어졌다고 말할 수도 있다.[29] 그것은 日本人이 가지고 있던 귀속재

26) *Ordinance No. 2,* HQ, USAFIK, Office of the Military Governor, 25 September 1945.
27) *Ordinance No. 4,* HQ, USAFIK, Office of the Military Governor, 28 September 1945.
28) *Ordinance No. 33,* HQ, USAFIK, Office of the Military Governor, 6 December 1945.
29) 박현채, "남북분단의 민족경제사적 위치", 김 광 외 공저, 「해방전후사

산이 美軍政廳의 소유로 전환되었기 때문이다. 그러나 그 후 이들 귀속재산은 민간에게 불하되었기 때문에, 국가자본주의 상태에서 개인자본주의 상태로 복원되었다고 봄이 타당하다. 그러나 불하 과정에서 그것이 자본가 내지 지배관료에게 독과점되어, 독점자본주의적 색채를 지녔던 점은 부정할 수 없을 것이다. 이들 자본가 내지 지배관료계층이 축적한 자본이 산업자본으로 전화되지 못하여서 국가생산력 증강에 이용되지 못한 것이다.

(2) 농지개혁

駐韓美軍政廳은 韓國人의 토지사유를 인정하면서도, 소작지가 1945년말 현재 총경지의 63.0%에 이르고, 소작농가 호수가 48.9%에 이르며,[30] 고율의 소작료(50 : 50)로 인하여, 반봉건적 예속관계에 있던 농민의 사회경제적 지위를 향상시키고, 아울러 解放후의 농업생산력의 감소와 인구의 급증으로 인한 식량난의 해결을 위해서, 3/1소작료제의 실시와 귀속농지의 분배를 단행하였다.

駐韓美軍政廳은 1945년 10월 5일자 美軍政法令 제9호 "최고소작료 결정건"에 의해서, 국가비상사태를 선포하고, 소작료의 최고한도를 총수확량의 1/3을 초과할 수 없도록 하였다.[31] 이 소작료 상한제는 소작료를 인하시킴으로써 농민의 반봉건적 예속관계를 해소하는 데에 도움을 줄 수 있었지만, 이것이 전국적으로 제대로 실행되지 못하였다. 美軍政廳은 독자적으로 1948년 3월 22일

의 인식」(서울 : 한길사, 1985), pp. 211~250 참조.
李鍾燻, "韓國資本主義 形成의 특수성", 金炳台외 공저, 「韓國經濟의 展開過程-解放以後에서 70年代까지-」(서울 : 도서출판 돌베개, 1981), pp. 97~127 참조.
김기원, 「미군정기의 경제구조」(서울 : 푸른산, 1990), pp. 216~234 참조.

30) 朝鮮銀行調査部編, 「朝鮮經濟年報」(서울 : 1948), pp. Ⅰ-28~29.

31) *Ordinance No. 9,* HQ, USAFIK, Office of the Military Governor, 5 October 1945.

자 美軍政法令 제173호로 중앙토지행정처를 설치하여, 귀속농지의 분배를 담당케 하고, 토지의 분배에 착수했다.[32] 동 법령에 의하면, ① 분배대상은 산림, 과수원, 대지 및 목장을 제외한 농지(논밭)만으로 하고, ② 분배농지 상한선은 자작농지와 소작농지를 합하여 2町步로 하였다.

駐韓美軍政廳에 의한 귀속농지개혁은 비록 전 농지의 10%에 해당하는 것이지만, 소작지의 자작화와 더불어 南韓에 자본주의 토지경제질서를 마련하는 한 계기가 되었으며, 南韓의 전 농지가 보다 균형된 소유상태에서 자본주의 경제체제가 구축되었다고 할 수 있다.

(3) 생활필수품의 통제

美軍政당국은 미곡과 생활필수품의 자유거래조치를 취한 후 물자품귀와 물가폭등현상이 일어나자, 1945년 10월 30일자 美軍政法令 제19호 "國家非常時期의 宣言등"으로, 국가비상시를 선언하고 폭리에 대한 보호조치를 취했다.[33] 동 법령에 의한 비상조치에서는 ① 노동자의 보호, ② 폭리에 대한 보호, ③ 민중의 복리에 반한 행위에 대한 보호 및 ④ 신문 및 출판물의 등기가 포함되었다. 美軍政廳은 1945년 11월 5일자 일반고시 제3호 "石炭"에 의해서 석탄의 자유거래를 통제하고, 1945년 11월 24일자 일반고시 제4호 "漁業施設에 관한 건"에 의해서 어업시설의 자유거래를 통제하였으며, 1945년 12월 15일자 일반고시 제6호 "米穀統制"에 의해서 미곡의 자유거래를 통제하게 되었다.[34] 1945년 10월 5일부 일반고시 제1호를 개정하여 조선군정장관, 도지사 내지 군정장관

---

32) USAMGIK *Ordinance No. 173,* South Korean Interim Government, 22 March 1948.

33) *Ordinance No. 19,* HQ, USAFIK, Office of the Military Governor, 30 October 1945.

34) 朝鮮銀行調査部編, 「朝鮮經濟年報」(서울 : 1948), pp. Ⅱ-37~38.

이 정식으로 권한을 부여한 기타 대행기관이 지령, 고시 내지 규제를 발표하여 미곡의 최고소매가격을 확정케 한다고 규정하여, 미곡통제를 하게 되었으나, 양곡부족과 곡가폭등으로 인하여 1946년 1월 25일자 美軍政法令 제45호 "米穀收集令"에 의하여(2월 1일 발효) 미곡을 강제매수하기 까지에 이르렀다.

이상에서 본 바와 같이, 美軍政期의 南韓은 구조적으로 日帝로부터 물려받은 여러 가지 경제적 취약성을 내포하고 있었고, 美軍政당국의 자유시장경제정책과 통제경제정책의 시행착오로 인하여, 극히 어려운 경제상황에 놓여 있었다. 그래서 보건의료 내지 복지수요를 충당시킬 수 있는 경제적 밑받침이 이루어지지 못했고 美國원조를 통하여 최저한의 생존수준의 보건의료 내지 복지수요를 충족시키는 수밖에 없었다.

제2절 美軍政期의 南韓의 국민보건위생상태

Ⅰ. 국민의 교육수준

당시는 국민소득수준의 저위와 日帝시대의 日本의 조선인 愚民化정책으로 인하여 국민교육수준이 대단히 낮았고, 8·15解放후 교육기관이 많이 창설되었지만, 1947년 5월 현재로 학생수는 인구에 비하여 극히 소수였다(표 Ⅳ-17).

<표 IV-17> 南韓의 학교 및 학생수

1945년 5월 현재

구분	국민학교	중등학교	대학	공민학교
학교수	3,314	385	24	8,703
학생수	2,137,634	159,950	13,483	773,677

자료 : 朝鮮通信社, 「一九四八年版 朝鮮年鑑」(서울, 1947), pp. 281~282.

1947년 7월말 현재, 13세이상 인구 1,307만 7천명중 국문해득자수가 그의 59%인 767만 6천명에 불과하고, 나머지 41%인 540만 1천명은 문맹자였다(표 Ⅳ-18).

<표 IV-18> 南韓의 성별 문맹자수

1947년 7월말 현재(단위 : 1,000人)

13세이상 총인구			국문해득자수				문맹자수			
남	여	계	남	여	계	비율(%)	남	여	계	비율(%)
6,590	6,487	13,077	4,622	3,054	7,676	59	1,968	3,432	5,401	41

자료 : 朝鮮銀行調査部編, 「朝鮮經濟年報」(서울, 1948), p. Ⅰ-12.

Ⅱ. 국민의 보건위생상태

국민의 교육수준과 국민경제수준이 낮았던 관계로, 국민의 위생관념도 희박하고 국민 보건의료시설도 취약하여(표 Ⅳ-19), 질병자가 많았고 유아사망율도 매우 높았다.

〈표 Ⅳ-19〉 南韓의 의료시설 및 의료인 수

1948년 현재

병원	의사	한지의업자	의생	치과의사	약제사	종두시술생	산파	간호부	제약자	약종상
53(관립 6, 공립 36, 사립 11)	3,569	704	1,578	733	849	–	1,358	1,350	81	6,550

자료 : 朝鮮銀行調査部編, 「朝鮮經濟年報」(서울, 1949), p. Ⅳ–237.

〈표 Ⅳ-20〉 南韓의 의료인 분포상태

1948년 현재

종별		경기	충남	충북	전남	전북	경남	경북	강원	계
의사	조선인	1,249	124	98	189	133	171	211	157	2,332
	계	1,249	124	98	189	133	171	211	157	2,332
한지의사	조선인	55	66	39	133	51	56	75	50	525
	계	55	66	39	133	51	56	75	50	525
의생	조선인	358	232	155	138	120	387	281	145	1,816
	계	358	232	155	138	120	387	281	145	1,816
치과의사	조선인	274	20	9	16	22	37	45	17	445
	계	274	20	9	16	22	37	45	17	445
한지치과의사	조선인	17	11	9	22	7	31	8	3	108
	계	17	11	9	22	7	31	8	3	108
약제사	조선인	234	9	4	11	13	28	14	8	321
	계	234	9	4	11	13	28	14	8	321
간호부	조선인	572	29	29	11	40	9	15	64	769
	외국인	11	–	–	–	–	–	–	–	11
	계	583	29	29	11	40	9	15	64	780
산파	조선인	564	25	20	30	31	23	13	50	756
	계	564	25	20	30	31	23	13	50	756
안마술업		143	29	7	25	18	27	23	11	283
침술업		188	54	10	46	29	71	39	14	451
灸術業		119	54	7	37	22	37	30	10	316

자료 : 朝鮮通信社, 「一九四七年版 朝鮮年鑑」(서울, 1946), pp. 273~274.

1948년의 南韓의 의사 1인당 인구는 6,593명이었다. 도별로 보건의료관계자 분포상태를 보면, 경기도가 다른 道에 비해서 사정이 좋은 편이지만, 다른 道는 말할 것도 없고, 경기도의 경우도 의사 수는 매우 낮은 수준에 있었다(표 Ⅳ-20).

즉 南韓 전체로 볼 때, 의사 2,332명, 한지의사 525명, 합계 2,857명의 의사 數와 당시의 인구 18,827,427명(1946년 6월 1일 현재)을[35] 비교할 때, 의사 1인당 인구수는 6,539명에 이르고 있는 것이다. 南韓國民의 출생 및 사망통계(1945년도)를 보면, 출생 393, 182명에 사망이 301,850명으로서, 사망이 출생의 76%에 이르고 있다(표 Ⅳ-21).

국민의 보건위생과 밀접한 연관이 있는 상수도시설 상태를 보면(표 Ⅳ-22), 1945년 현재 상수도시설이 되어있는 南韓의 도시가 40개에 불과하였다(南·北韓 합계 80여개소).

35) 1946년 6월 1일 현재의 南韓의 道별인구는 다음과 같다(朝鮮通信社, 「一九四七年版 朝鮮年鑑」〈서울, 1946〉, p. 273).

道別	인구	道別	인구
경기도	3,500,855	경상북도	3,180,603
충청북도	1,089,802	경상남도	3,232,118
충청남도	1,873,173	강원도	1,069,006
전라북도	1,833,977		
전라남도	3,047,891	총계	18,827,427

1946년 9월말 현재, 南韓의 의료기관 數는 다음과 같다(朝鮮通信社, 「一九四七年版 朝鮮年鑑」〈서울, 1946〉, p. 273).

種別 道別	병원							치과병원		
	관립	공립			사립		計	공립	사립	계
		도립	기타	계	조선인	계				
경기	4	5	4	9	42	42	55	10	191	201
충남	–	3	–	3	4	4	7	–	18	18
충북	–	2	–	2	1	1	3	1	9	10
강원	–	4	5	9	4	4	13	–	17	17
전남	–	3	1	4	6	6	10	1	13	14
전북	–	3	–	3	3	3	6	2	19	21
경남	2	2	1	3	2	2	7	–	35	35
경북	–	4	1	5	8	8	13	1	35	36
계	6	26	12	38	70	70	114	15	337	352

<표 Ⅳ-21> 南韓의 출생 및 사망통계(1945년)

道別	출생	사망	死産
경기도	80,614	58,799	1,371
충청북도	21,903	18,494	
충청남도	33,234	28,338	62
전라북도	28,275	22,693	29
전라남도	64,611	33,791	136
경상북도	56,386	51,323	
경상남도	86,529	69,900	
강원도	21,632	18,512	
총수	393,184	301,850	

자료 : 朝鮮通信社, 「一九四七年版 朝鮮年鑑」(서울, 1946), p. 271.

<표 Ⅳ-22> 南韓의 상수도시설 및 배수량 상태

1945년 현재

지역별	매일배수량	지역별	매일배수량
경기도		여수	1,000
경성	100,000	고흥	250
인천	20,000	노라도	120
개성	2,000	완도	150
연안	–	추자도	–
강원도		경상북도	
춘천	250	대구	9,000
강릉	1,200	안동	250
충청북도		김천	1,000
청주	1,200	영천	1,200
제천	1,500	경주	800
충청남도		포항	1,200
천안	900	경상남도	
조치원	600	울산	700
공주	500	동래	1,500
대전	3,000	해운대	–
논산	1,000	부산	1,100
강경	700	김해	840
장항	500	밀양	700
전라북도		진해	–
군산	3,000	마산	2,600
이리	1,800	삼천포	1,100
전주	1,800	통영	1,000
김제	270	고성	120
전라남도		진주	500

광주	2,500	장승포	–
목포	9,450	사천	300
순천	2,300		

자료 : 朝鮮通信社, 「一九四七年版 朝鮮年鑑」(서울, 1946), p. 275.

1946년의 콜레라의 유행으로 많은 사망자를 낸 것도 이러한 위생불량상태를 반영하는 것으로 볼 수 있다. 8·15解放후, 戰災民귀환과 함께 中國의 華中 및 華南방면으로부터 南韓의 항구 특히 부산에 콜레라가 상륙하여, 1946년 5월경부터 만연되기 시작해서, 6~7월경에는 대구가 가장 심하였고, 南韓일대에 크게 유행하였다. 그래서 각 도시에서는 방역진을 강화하고, 방역선전, 예방주사, 교통차단 등을 전개하여, 대체로 10월초에 일단락을 지었다. 그리고 피해에 있어서 환자에 대한 사망율이 6할이나 된 점으로 보아, 보건의료기관의 충실과 방역사상의 고취가 필요했다는 것을 알 수 있다. 1946년 1~9월 현재의 콜레라 환자 발생수 및 사망자수는 다음과 같았다(표 Ⅳ-23).

〈표 Ⅳ-23〉 南韓의 콜레라 환자 발생수 및 사망자수(1946년 1~9월)

道別	환자	사망자	道別	환자	사망자
경기	1,474	858	전북	2,380	1,591
충남	1,102	636	경남	2,672	1,251
충북	296	134	경북	4,842	3,980
강원	354	187	황해	–	–
전남	1,473	818	계	14,593	9,455

자료 : 朝鮮通信社, 「一九四七年版 朝鮮年鑑」(서울, 1946), p. 274.

이 콜레라는 1946년 5월부터 맹위를 떨쳐서, 7개월 사이에 15,644명의 환자발생중 10,181명의 생명을 희생시키고서, 11월에 종식되었다.[36)]

연합군최고사령부(SCAP) 발행의 "日本과 韓國에서의 비군사부

36) 朝鮮通信社, 「一九四八年版 朝鮮年鑑」(서울, 1947), p. 340.

문활동요약보고서(Summation of Non-Military Activities in Japan and Korea)"는 당시의 南韓의 보건의료상태를 다음과 같이 설명하고 있다.[37)]

① 일반적 질병은 이질, 장티프스, 기생충병, 장염, 설사, 디프테리아, 말라리아, 뇌골수막염, 홍역 및 천연두 등이었고, 전염병이 만연되어 있었지만, 병원시설(도립, 시립, 사립 및 선교병원)이 부족하여, 서울(1946년 인구 1,141,766명)의 병원은 10개(620개 병상)에 불과하다.

② 南韓의 간호상태는 日本에 비해서 열악하고, 병원 181개, 의사 3,381명, 치과의사 573명 , 유자격 간호부 1,163명, 산파 943명, 결핵요양소 42개(환자 1,238명), 나병요양소 3개(환자 8,000명)뿐이다. 간호부의 교육 · 시험 및 간호협회 가입은 日本당국의 지도하에 있었다.

③ 중대한 질병자의 발생이 군정청에 보고된 바는 없으나, 보고체계의 결함을 시정할 계획으로 있다.

④ 유행성 발진티프스가 1942년이래 증가하여, 이번 동계에 크게 주민건강에 위험을 가할 것으로 보며, 이에 대한 美陸軍 발진티프스위원회의 조사가 진행중이며, 이의 방지계획이 마련되고 있다.

⑤ 주민급수가 소요 화확품의 결핍으로 이루어지지 않아, 염소(chlorine)가 이를 위해 필요하다. 부산의 수도가 계속 증가하는 귀환동포와 피난자의 수요를 충당하기에는 부적절하고, 서울의 수도상태도 불량하다.

⑥ 위생시설도 전적으로 부적절하다. 부산의 학교 변소시설은 개탄할 상태이다. 서울 및 부산에 여객을 위한 공중변소가

---

37) *Summation of Non-Military Activities in Japan and Korea,* GHQ Supreme Commander for the Allied Power, No. 1, September-October 1945, Part V, Section 3.

건설되어 있다. 경상남도에 2,000명의 나환자가 있는 것으로 보고되어, 이들을 수용할 島嶼를 탐색중이다.

⑦ 日本軍으로부터 몰수한 의료품이 병원과 민간에 보급되어 있지만, 추가의약품이 필요한 상태이다. 매 10일간의 의료전달을 위해서 20개의 기본의료품이 위생국에 의해서 청구되고 있는데, 적기에 이것이 충족되기만 하면 중대한 의료품 결핍현상은 나타나지 않을 것이다.

⑧ 추가 면역프로그램을 위한 대량의 예방주사약이 요구되고 있으며, 장티프스와 천연두에 대한 접종이 서울과 부산에서 후퇴하는 日本人에게 시행할 준비를 하고 있다. 현재 日當 10,000명의 면역능력을 가지고 있으나, 30,000명으로 확대될 것이다. 이 질병과 기타 질병에 대한 면역주사가 주민에게 시행될 것이다.

⑨ 부산과 대구 실험소에서 장티프스와 천연두에 대한 예방주사약이 년간 100만타가 생산되며, 위생국이 이의 질을 검사함과 동시에 현대적 생산방법을 도입하려고 하고 있다.

⑩ 마취약 중독자의 감독통제가 제대로 이루어지지 못하고 있다.

여기에서 전염병의 만연상태, 의사 또는 간호원 등 의료인과 의료시설의 부족상태, 수돗물의 부족 및 수도용 화학약품의 부족과 급수불량상태, 의약품 기타 전염병예방약품의 부족상태, 질병발생에 대한 보고체계의 결함 등을 볼 수 있다. 질병보고체계의 결함은 당시의 보건의료행정기능이 원활하게 행사되지 못하고 있었음을 말해주고 있는 것이다. 위 보고서 내용을 통해서 당시의 南韓의 보건위생상태가 매우 나빴다는 것을 알 수 있다. 보건위생상태가 불량한데, 의료인과 의료시설이 빈약하니,[38] 당시의 보건의료행정의 중요성이 크게 부각될 수밖에 없었던 것이다.

---

38) 朝鮮通信社, 「一九四七年版 朝鮮年鑑」(서울, 1946), pp. 273~274.

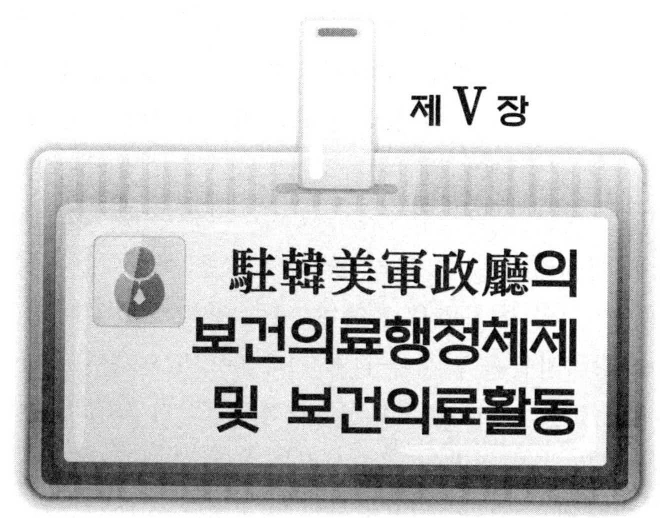

제1절 美國의 對韓 군정정책

美國은 제2차세계대전 終戰 이전부터 日本의 패망을 전제로 한 후 日本의 식민지였던 韓國의 처리방법에 대해 검토하고 있었다. 이 절에서는 駐韓美軍政廳의 보건의료행정체계를 분석하기 앞서 駐韓美軍政廳의 정책에 영향을 주는 상위 정책결정기관인 美 국무성・육군성・해군성 조정위원회(SWNCC) 의 對韓 정책결정에 대해 언급하고자 한다. 美國의 韓國 점령정책은 태평양미육군사령관에게 보내는 「민정에 관한 초기기본지령(SWNCC176/8)」(Basic

Initial Directive for Civil Affairs in Korea)에 기반을 두고 전개되었다. 이 기본지침은 日本 패전후 신탁통치수립 이전까지 한시적인 지침이었다. 그 내용은 ① 日本으로부터 韓國을 정치·행정적으로 완전히 분리시키고, 사회경제적으로도 韓國의 완전한 자유를 획득하는 것을 민정의 목표로 제시하였다. 즉, 일본으로부터 한국을 분리하여 독립국가로 만드는 것이 정의로운 일이라는 것이고, 일본종속적 경제에서 한국경제를 자립시켜 세계경제체제로 편입시키자는 것이다. ② 위와 같은 목표실현을 위해 기존의 행정기구와 실정법을 활용할 것을 지시하고 있다.

美軍政 당국자들은 韓國을 日本 지배의 영향으로부터 단절시켜야 한다는 것을 인식하면서도 상위 정책결정기구의 방침에 따라 조선총독부의 통치조직을 존속시키는 형태로 美軍政廳의 기구를 확립할 수밖에 없었다. 일본에서의 미군정도 사회안정과 행정능률을 위해 기존의 조직과 인력을 활용하는 정책을 펼쳤다. 美軍政 당국이 조선총독부의 기존체제와 日本人 관리를 이용하려는 구상은 제2차세계대전 이후 美國이 美國과 이해관계가 있는 식민지국가에 시행한 현상유지정책의 일환이다. 즉 급격한 사회변혁을 우려해 기존의 식민지체제를 유지활용하려는 정책을 폈던 것이다. 군정 초기에는 조선총독부의 기구를 답습하였으나, 시간이 지나면서 필요에 따라 기구신설이나 기구폐치 등을 통해 조정해 나갔다.

제2절 연합군최고사령부 보건후생국의 한국관련 보건의료관련활동 및 보건의료행정적 의의 탐색

연합군최고사령부 보건후생국(General Headquarters, Supreme

Commander of Allied Powers, Public Health and Welfare Section : GHQ, SCAP, PHW)에서는 日本에 주둔해있는 군정부대에 보건후생국(PHW)의 활동을 알릴 목적으로 주간회보(Weekly Bulletin)를 작성하여 배포하였다. 주간회보의 주내용은 日本정부에서 제공한 보건의료관련정보나 통계, 직원업무보고, 연합군최고사령부 보건후생국(SCAP, PHW)에서 日本정부에 내리는 지시 등으로 이루어져 있다. 이 가운데 1946년 1년간은 駐韓美軍政廳에서 韓國의 보건의료행정 정황을 요약한 보고서도 몇 건 들어있다. 이는 연합국(또는 美國)의 저韓정책이 저日정책의 종속변수로서, 日本의 식민지를 다루는 차원이었음을 알 수 있게 한다. 주간회보는 예방의학(Preventive Medicine), 병원관리(Administrations of Hospitals), 영양(Ntrition), 獸醫(Veterinary), 齒醫(Dental), 간호(Nursing), 후생(Welfare), 법률(Legal), 물자(Supply) 등으로 구성되어있다.

駐韓美軍政廳이 시행한 보건의료활동은 연합군최고사령부(GHQ, SCAP)의 "日本과 韓國에서의 비군사부문활동요약보고서", 미군태평양최고사령부(GHQ, CICUSAF, Pacific)의 "韓國에서의 美軍政활동요약보고서", 미극동군최고사령부(GHQ, CIC, Far East)의 "韓國에서의 美軍政활동요약보고서" 및 駐韓美軍政廳(USAMGIK)의 "남조선과도정부활동보고서"에도 언급되어 있는데, 주로 전염병의 치료와 방역활동이 주요내용을 이루고 있다(부록 4 참조). 그런데 연합군최고사령부 보건후생국 주간회보의 한국관련 내용에는 예방의학이나, 간호, 獸醫 분야에서는 한국의 보건의료행정상 괄목할만한 개혁조치들이 들어있다. 여기서는 韓國관련 내용중 보건의료부분만 간추려 기술하고자 한다.[1)]

1) *Weekly Bulletin*, GHQ, Supreme Commander for the Allied Powers, Public Health and Welfare Section, For Period 13 January 1946 to 18 May 1946.

Ⅰ. 연합군 최고사령부 보건후생국의 韓國관련 보건의료활동 개요

1. 1946년 1월 13일~1월 19일

◎ 피난민들을 위해 15,000,000￥이 투입되고, 지방의 정당한 복지요구(식품, 의류, 응급구료 및 피난민 주택건설 등)에 맞추어 추가자금이 투입되었다.

◎ 駐韓美軍政廳 보건후생국 수의과장의 보고

- 韓國의 가축질병서비스의 증진에 필요한 인력과 장비를 위해 韓國과 美國의 수의관련기관들이 관여하였다.
- 수원농대의 수의과정 교육기간을 3년에서 4년 과정으로 확대할 계획임.
- 지방 보건후생과에 수의업무담당자 임명
- 보건후생국 수의과에 수의 4명, 통역인 3명, 번역인 1명, 서기 5명을 채용하였다.

2. 1946년 2월 10일~2월 16일

◎ "韓國병원에서의 무균기술 유지절차" 매뉴얼이 작성되고 있다.

◎ 한국인 간호부들이 격리기술을 준수하도록 하고, 전염병 병원에서 단기과정이 주어질 것이며, 의사들도 협력하기로 함.

3. 1946년 3월 10일~3월 16일

◎ 한국어로 번역된 간호교육과정(2년)이 38°선 이남의 모든 간호학교에 보급되고 있다.

◎ 산파과정을 이수할 한국인 간호부 2명을 뉴욕의 Maternity

Center, Lobenstain Clinic에 보낼 계획이 진행중에 있다. 지원자 인터뷰는 1946년 3월경에 이루어질 것이다.

◎ 한국인 간호부(public health nurse) 35명이 미국정부의 새로운 교육과정을 이수하였고, 그 중 32명은 지방에 임명되었다.

◎ 남한에 있어서 병원검열은 매우 고무적이었다. 병원관리의 표준이 설정되고 간호에 대한 관심이 확연히 고조되었다.

※ **駐韓美軍政廳 주간보고(1946. 2. 23)**

① 28명의 의사가 오리엔테이션을 마친 후에 임명되었다. 그 중 23명이 지방에 배치되었고 구체적 업무에 대해서는 지방 보건부서에서 지시할 것이다. 나머지 5명은 중앙의 보건부서에 배치되었다.

② 서울시 병원들은 여전히 쌀 배급 감소로 어려움을 겪고 있다.

③ 환자복 및 병실에 쓰일 가운 15,000벌을 구하려고 노력하고 있다. 보건후생국이 할당하는 대로 병원에 보내질 것이다.

④ 티푸스, 말라리아 통제를 위해서는 남한에 곤충·鼠類 박멸 프로그램에 중점을 두고 중앙과 지방에 필요한 감독과 교육 프로그램도 마련하고 예산도 신청할 것이다.

⑤ 전염병 상황(1946. 2. 1.~1946. 2. 15.)

구분	Bac Dvs	티프스	발진 티프스	천연두	재귀열	성홍열	디프테리아	뇌막염	말라리아
경기		3	34	62	3		1		
전북		16	26	108			5		
전남									
충북		60	166	132			1		
충남		14	8	126			5		
경남	1	30	2	226			10		
경북		51	21	275		1	8	3	
강원		110	81	209	1		1	1	1
계	1	284	338	1138	4	1	31	4	1

⑥ 교육용영화 "The General Hospital", "Chain of Asepsis", "Amputation"을 서울에 있는 병원의 의사, 간호부 800여명에게 상연하였다.

⑦ 캡틴 Lucka는 간호학교 학생들과 졸업한 간호부(public health nurse)들에게 韓國에서의 간호직과 간호정책에 대해 얘기했다. 지방에서는 간호부의 책임에 대해 잘못 이해하고 있었다.

⑧ 간호부 신발착용과 관련하여 시청과 조율이 있었다.

⑨ 서울 소재 일본인 치과의원 목록이 이번 주에 완료되었다. 대략 60개소 중 30개 의원들은 무면허 치과진료를 하는 한국인들이 고용되고 있었다. 이 무면허 한국인들은 일본인 치과의사아래 도제관계로 종사하였고, 일본인 치과의사가 떠날 때 치과를 인계받았다.

⑩ 위생규제업무는 계속 진행하고 있다. "쓰레기 처리" 및 "음식점 위생"에 대한 규정은 거의 완료되었다.

⑪ 노획한 일본의료물자(약 트럭 25대)가 이번 주에 도매업자에게 불하되었다.

4. 1946년 3월 17일~3월 23일

◎ 간호부·산파 면허 등록 이사회 보고 : 위원회(간호부 5명, 의사 4명)를 조직하여 간호부·산파 면허에 관한 사항을 다음과 같이 결정하였다.

(1) 위원회 규칙

- 이 위원회는 한국에 있어서 간호부와 산파의 자질을 높이기 위한 "조사위원회"라 칭한다.
- 위원회의 목표는 한국에 있어서 간호부와 산파의 질과 등

록을 점검하고자 한다.

- 위원의 임기는 3년이며, 회의는 보건후생국에서 개최한다.
- 위원회는 위원장 1명, 부위원장 1명, 위원장보좌 1명, 비서 1명, 위원 5명으로 구성된다.

(2) 간호부

① 간호학교 입학 요건

- 교육요건 : 중학교 졸업자
- 최소연령 : 만 15세
- 입학시기 : 매년 1회

② 국가시험

- 응시연령: 시험전 만 17세
- 시험은 면허위원회에서 준비한다.
- 시험시기 : 매년 9월
- 시험은 각 지방의 간호부(public health nurse)의 지도하에 진행된다.

③ 면허요건

- 1946년 2월 以前의 간호학교 입학생은 前 일본법에 의해 면허를 취득할 수 있다. 1946년 1월 이전에 3년간 병원이나 개인의 원에서의 간호 경력으로는 간호부면허를 받을 수 없다. 그러나 2년이내 국가시험에 응시할 자격이 주어지며, 합격하면 면허를 취득할 수 있다.

④ 기타

간호학교 졸업후 의무기간은 없으며, 간호부는 매년 1월~3월 30일내 면허를 등록한다.

(3) 산파(현재 규정 제정중)

① 면허요건

- 1946년 1월 1일 이전에 면허를 취득한 산파는 자동적으로 면허를 취득하게 된다.
- 세브란스병원, 적십자병원, 대학병원 등의 공인된 학교의 졸업자

② 국가시험

- 18세 이상의 간호부 면허 소지자
- 1946년 1월 1일 이전에 1년 이상 부인과학 실무경험자
- 산파면허 취득하기 위해서는 예비시험에 합격해야 한다.
- 타국(면허위원회에서 인정하는 국가)에서 산파면허를 취득한 자는 시험을 치르게 된다.

(4) 위에 속하지 않는 간호부와 산파의 면허시험과 등록

① 간호부

- 시험일자 : 1946년 4월 10일
- 장소 : 각 지방 보건과
- 자격요건 : 17세 이상의 3년 이상 간호업무 유경험자
- 시험 :

  이론

  생리학, 해부학, 세균학, 위생, 모성학, 내과간호, 외과간호, 소아과, 부인과, 안과, 이비인후과, 피부과, 치과용 붕대테이프, 불임
- 실기 간호시험

  신청기간 : 1946년 3월 24일~30일

  제출물 : 시험신청서, 사진, 이력서, 3년이상 간호경력증명서, 신체시험증명, 시험비 50엔

② 산파(예비시험)

- 시험일자 : 1946년 4월 11일
- 장소 : 각지방 보건과
- tuberculosis : 18세이상의 1년이상 산파유경험자
- 시험 :
  이론
  해부학, 생리학, 위생, 불임기술, 조산간호, 부인과
  실기시험
- 신청기간 : 1946년 3월 24일~30일
- 제출물 : 시험신청서, 이력서, 1년이상 산파유경험증명서, 신체시험증명서, 시험비 50엔
- 최종 산파시험일자 : 5월 중순

※ 駐韓美軍政廳 보건후생국 주간보고(1946년 3월 2일)

◎ 의사를 위한 등록형식이 준비되었다.

◎ 예방의학부문의 한국인관리자 Dr. Shoi는 서울시 시범보건소 건립에 관여하고 있다. 이 보건소는 지방의 보건소 건립에 정보·조언을 제공하는 역할을 할 것이다.

◎ 결핵퇴치협회 운영을 위한 예산이 마련되었다.

◎ 공중보건을 위한 잡지(50쪽 짜리 5,000부)를 발간할 예정이다.

◎ 학교급식프로그램이 재정적 세부사항이 조정 되는대로 활성화될 것이다. 제분회사와의 협력하여 우유 대용으로 두유분말을 개발하였다. 식품에 대한 data는 계속하고 있다.

◎ 캡틴 Lukca는 경상남·북도 지역에 대한 간호활동을 시찰하고 돌아왔다. 경북의 간호관련업무는 양호하게 진행되고 있었다. 경상남도에서는 여러 가지 문제점이 있었으며, full-time 미국인 간호부의 임명이 절실하다.
충청남·북도, 전라남도의 간호활동 시찰을 위해 2명의 직

원이 출발했다. 충청남도에 최근 한국인 간호부가 임명되어, 7개 학교를 탐방하여 교사들과 회합을 갖고 학생들에게 강연하였다.

◎ 2월 25일, 26일, 27일에 서울치과대에서 중국과 만주에서 송환된 12명의 한국인 치과의사에 대한 시험을 실시하였다. 치과의사등록에 대한 계획이 마련되어 각 지방 보건부서에 지침을 내려 보냈다. 전문직관련 문제를 중앙의 보건후생국 치과부문에 제출하기 위한 지역치과의사협회 형성 계획이 착수되었다.

◎ 실험소장회의에서 모든 개들에게 접종할 수 있는 충분한 양의 광견병 백신생산 사안이 신중히 고려되었다.

제주도 시찰결과 제주도에는 낙농장이 하나도 없고 모든 젖소는 일본인에 의해 도살되었다. 유행하는 가축병은 탄저병이 유일하다. 전라남도 가축의 40%가 제주도에서 사육되고 있다.

◎ 지방의 위생교육에 사용할 사진을 약 30장 촬영하였다.

◎ 디프테리아 백신 생산문제가 수의연구기관의 Dr. Kim과 논의하였다. 서울실험소의 작업과 마찬가지로 부산실험소에서도 진행하기로 하였다. 실험동물의 먹이를 남쪽지방에서 구매하기 매우 어려워 서울에서 구매하여 철도로 부산에 수송해야 할 것으로 여겨진다.

◎ 200~250병의 장티푸스백신이 지방에 수송되었다. 이것은 한국에서 생산되는 장티푸스백신의 최초의 대규모 배분이다. 주간 평균생산량은 약 350,000cc이다. 백신의 냉동문제가 심각하다. 현재 냉동기구들을 수리하는데 총력을 기울이고 있다.

◎ 안양 수의실험소의 소는 체중이 늘어나고 있고, 부산에서 능숙한 수의가 훈련되는 대로 면역조치를 시작할 수 있는

상태이다. 안양의 양계장은 사용준비가 되어있다. 축사는 경계선을 두고 건물은 모두 소독하였다. 울타리용 철조망을 구하기 위해 노력하고 있다.

◎ 韓國藥事委員會 주간회의에서 한국약사법 2조의 개정에 찬성하였다.

※ 駐韓美軍政廳 보건후생국 주간보고(1946년 3월 9일)

◎ 천연두 발생이 계속 확산되고 있으나, 어떤 지역도 감당할 수 없는 정도는 아니다. 한국산 천연두백신의 생산과 배급은 공정하게 조정되고 있다.

◎ 앞으로 기온이 따뜻해짐에 따라 장티푸스와 이질의 발생율에 주의해야 할 것이다. 말라리아 역시 문제가 될 수 있다. 장티푸스백신의 생산증가에 노력을 기울이고 있다.

◎ 아직까지 부분적으로 전염병 보고를 받고 있다.

聾盲기관의 아동 160명에게 韓美 양국에서 생산한 천연두백신을 주사하였다.

"천연두예방주간"프로그램을 라디오 시간에 배당하였다.

천연두백신 1,200,000does를 지방에 배당하였다. 서울에 있는 모든 정부기관종사자에게 발진티푸스와 천연두에 대해 예방접종을 할 예정이다.

◎ 학교를 대상으로 한 우유보급프로그램 작업이 마련되었다. 우유배달은 3월 11일에 있을 것이다. 우유는 아동수요에 따라 학교간호부와 교장의 증명하에 지급될 것이다.

두유분말 샘플이 마련되어 공식개발되었다. 곧 상업적 생산이 시작될 것으로 기대한다.

◎ 캡틴 William이 Mason에서 있는 결핵요양원 시찰을 마치고 돌아왔다. 요양원 건립은 잘 진행되고 있다. 건물은 4월 완공될 예정이고, 250병상 정도 수용이 가능하다. 간호부와

간호조수가 병원에서 훈련중이다.

◎ 면허 및 등록 이사회에서는 모든 한국의사들은 1946년 4월 1일~6월 15일 등록해야 한다고 결정했다. 모든 지방에 통보중이다.

◎ 간호과정(public health nurces) 2학년이 이번 주에 졸업하였다. 졸업식에서 14명에게 면허증이 지급되었다. 이들은 다음과 같이 지방에 배정되었다.

지역	소속부서	인원
전라남도	道 보건과	2
전라북도	〃	2
충청남도	〃	2
충청북도	〃	2
경상북도	〃	2
강원도	〃	1
서울	市 보건과	1
서울	중앙청 공무원 clinic	1
마산	국립결핵요양원 간호책임자	1

◎ 駐韓美軍政廳을 통해 교육받은 간호부(public health nurse)는 총 35명이고, 그들 중 32명은 다음과 같이 배치하였다. 3명은 개인적 사유로 미취업상태이다.

지역	인원	지역	인원
경기도	15명	전라북도	2명
강원도	2명	전라남도	2명
충청북도	3명	경상북도	2명
충청남도	3명	경상남도	3명
합계			32명

◎ 다음은 3월 8일 보도내용이다.

"韓國에서 齒冠(crown)제작면허를 가진, 소위 '치관제작자'(crown-maker)는 道의 보건부서를 통해 駐韓美軍政廳 보건후생국에 등록해야 한다. 등록일자는 1946년 3월 15일~1946년 4월 15일이다. 등록한 치관제작자에게는 駐韓美軍政廳에 의해 새 면허증이 발급되고, 치관제작에 대한 권한이 주어진다. 군정청이 발급한 면허증이 없이 치관을 만들 경우, 무거운 벌금이나 구금을 당하게 될 것이다. 치관제작자는 등록하기 위해 거주하고 있는 道 보건부서에 ① 이전에 지급받은 치관제작면허증, ② 이력서, ③ 공식적 가족기록, ④ 사진, ⑤ 등록비 50엔을 제출해야 한다. 한국치과면허등록이사회는 군정청 후원하에 以前의 치관면허를 소지한 자에게만 군정청에 의해서 새 면허를 발급받을 수 있다고 공포하였다. 1946년 5월 15일 이후에는 치관면허없이 치관을 제작하는 것은 불법이 된다."

◎ 최근의 정보에 의하면 牛疫이 389 parallel 북쪽에서 우려할 만한 정도로 증가하고 있다. 인근지역의 道 수의사들이 통제수단을 논의하기 위해 서울로 소집되었다.

◎ 충청북도는 가축병 발생건수가 광견병 2건, 기종저 4건이었다.

◎ 경상남도는 보건후생과에 28명의 수의사를 채용했다. 4명은 道 사령부, 3명은 부산시, 21명은 郡에 임명하였다.

◎ 3월 첫주간의 위생활동은 전과 동일하게 일상적으로 행해졌다. 道와 市의 조사관들이 적용할 위생규정이 마련되어 배포되었다. 교육용사진도 30장 정도 더 촬영하였다.

◎ 캡틴 Crecelius와 Orr.이 수의연구기관에 대해 세밀히 조사하였다. 천연두백신 생산은 최대한 장려하여 2월에 수의연구기관에서 3,075,000 units을 생산하고 있다. 생산상의 문제는 일본인 의사 Ochi 및 Nakamura와 의논하였다. 최근에 그들은 정보수집 목적으로 일본에 다녀왔다. 그리고 4월 1일 보고서를 완료할 때까지 한국에 남게 되었다.

※ 駐韓美軍政廳 보건후생국 주간보고(1946년 5월 18일)

주제 : 유치장과 감옥의 위생검열

◎ 모든 유치장과 감옥은 1개월마다 위생검열을 받고 있다. 보

건후생국에서는 수감시설의 환경을 개선하기 위한 위생기준을 만들어서 수감시설들이 준수하도록 하였다. ① 각 방들은 깨끗하게 청소할 것, ② 화장실 청결을 위한 도구를 갖출 것, ③ 식수, 음식 등의 위생적 공급, ④ 이(lice)를 박멸하기 위해 입소자들에게 반드시 DDT를 뿌리고, 그 이후엔 2주 간격으로 살포, ⑤ 적절한 보온 및 조명 유지, ⑥ 監獄醫를 배치하여 구료서비스 실시할 것 등이다.

5. 1946년 5월 12일~ 5월 18일

◎ 군정청과 한국인 직원의 보고에 의하면 공중보건면에서 폭넓은 협력이 이루어지고 있음을 알 수 있다.

◎ 콜레라는 中國으로부터 전시수송선을 타고 오는 귀환자들 사이에서 확인되고 있다. 검역과 의료조사가 이루어졌다. 모든 한국인 공무원들에게 페스트, 천연두, 티푸스 및 콜레라에 대한 면역조치를 취하고 있다. 뉴기니아 난민들에서 보고된 말라리아는 예방조치에 의해 통제되고 있다. 4건의 콜레라가 대전 부근에서 확인되었다.

◎ 獸醫 면허교부과정에 대한 지침들이 모든 지방으로 배포되었다. 러시아 점령지역에서의 牛疫확산은 통제되어지고, 38도선은 넘어서 미군 점령지역으로의 소들의 이동을 금지하는 법적 조치는 해제되었다. 수원농대 출신 한국인 수의과 학생 2명은 外事영어학교에 입학하여 미국에서 공부할 준비를 하고 있다. 한국인 수의사가 獸醫局의 육류조사관으로 임명되었다. 새로이 발견된 가축병은 없다.

◎ 서울에서 보건소 건립이 추진중이다.

◎ 새로이 제시된 수의과대학의 위치에 대해 관련 교육자들이 주도하는 회의가 열렸다. 수의과대학의 위치로 부산, 수원,

서울 등이 거론되고 있다. 수의사관련 부서의 회의에서 수의사들은 동물성식품조사 뿐만 아니라 식품허가에 대해서도 책임을 지는 것으로 결정하였다. 지방에서의 수의사 임무와 책임을 명기한 문서가 모든 도지사에게 발송되었다.

◎ 간호와 관련하여 지방에서 조사・검열이 계속되고 있다. 8월에 간호기술협회가 설립될 계획이며, 여기서 제주도, 전라남도, 경상북도 및 경상남도 지역의 간호부 대상 1개월 집중프로그램이 시행될 것이다. 7월~8월간 고도의 자격을 갖춘 간호학교 출신 지원자들을 위한 채용프로그램이 있을 예정이다.

◎ 농업중학교 대표자회의에서 수의학 교과과정을 연기하기로 결정하였다. 수의 면허시험이 8월에 있을 예정이다. 결핵회의에서는 결핵박멸프로그램을 추진하기로 하였다.

◎ 市 병원들에서 출산프로그램을 확대할 계획이다.

◎ 적십자간호서비스의 발전을 위한 적십자대표자회의가 열렸다.

◎ 남한에서 콜레라 발생률이 확연히 증가하고 있다. 이번 주의 콜레라 발생건수는 1,862건에 사망 1,122명이다. 이 수치는 이번 보고기간 이전에 발생한 수치가 포함되어 있다. 모든 지방에서는 효과적인 통제수단이 수립되었다고 보고하였다.

◎ 주요지역에서 응급프로그램이 추진된다.

Ⅱ. 연합군최고사령부 보건후생국의 韓國관련 보건의료활동을 통해 본 보건의료행정적 의의 탐색

(1) 예방의학의 중시

예방의학(preventive medicine)은 치료의학의 대응개념이다. 예방의학은 통계학과 역학적 연구방법을 이용해 질명의 원인과

발생 요인을 구명하고 건강에 미치는 사회문화요인과 행동양상을 평가하여 새로운 치료법을 개발하거나 보건의료사업을 평가하는 데 활용된다. 그래서 예방의학 결과를 가지고 각종 보완책의 개발, 보건사업의 기획, 보건행정의 관리 등에 이용하여 보건교육, 예방접종 등 필요한 예방적 보건의료서비스를 많이 제공하는 것이 양질의 보건의료서비스로 간주되고 있다. 연합군최고사령부 보건후생국의 한국관련 사항을 보면 결핵예방을 위한 투베르쿨린 반응이나 X선 검진, 전염병예방을 위한 백신 생산 독려, 해충박멸, 보건교육 등 전염병 확산을 방지하기 위한 수단으로서 환경위생, 보건교육, 검사 등의 노력을 기울이고 있다. 오늘날과 같은 적극적 예방의학의 개념은 아니었지만 관련 데이터를 수집, 분석, 평가를 통해 통합적 정책을 수립하려고 하였음을 알 수 있다.

(2) 간호분야

연합군최고사령부 보건후생국내에 간호업무를 다루는 독립부서인 간호과를 설치하고 보건후생국 주간회보의 주요 구성항목에 간호분야 항목을 둔 것을 볼 때 연합군최고사령부 보건의료부문의 주요목적중 하나로서 간호분야의 개선에 주력하였음을 알 수 있다. 駐韓美軍政廳에서도 이에 대응하여 보건후생국내에 간호업무를 다루는 독립부서인 간호과가 설치되었다(그림 V-4 참조). 이는 韓國의 간호역사상 최초로 중앙행정조직에 간호전담부서가 마련되었다는 의미를 갖는다. 간호업무를 전담할 독립된 보건의료행정기구를 설치함으로써 간호행정을 국가행정 수준으로 정비한 것이라 하겠다.

부족한 간호인력을 충당하기 위해 정규교육과정에 의한 간호부 양성과 함께 간호부 검정시험을 통해서도 간호부 충원이 이루어졌다. 이같은 간호인력 양성의 이중 경로는 日政期에도 마찬가지였다. 그러나 美軍政期의 간호부 검정시험의 시험과목은 日政期의 단순 위생간호의 수준을 벗어나 전문 분과 과목으로 구성되어 있다.

	日政期	美軍政期
시험과목	인체의 구조 및 주요기관의 기능, 간호방법, 위생 및 전염병 대의, 소독방법, 붕대술 및 치료기계취급법, 대의, 구급처치[2]	이론 : 생리학, 해부학, 세균학, 위생, 모성학, 내과간호, 외과간호, 소아과, 부인과, 안과, 이비인후과, 피부과, 치과용붕대테이프, 불임, 실기시험

이는 간호직이 간단한 위생처치나 의사의 지시에 따른 종속적 간호기능을 행하는 단순직에서 전문적 능력이 요구되는 전문직으로 변환하고 있음을 보여주고 있다. 교육수준을 높여 전문직화하여 간호부의 지위를 높인 것이다. 남조선과도정부가 수립되기 직전인 1947년 5월의 보건후생부 내국조직에는 보건후생부 내 전문직국에 의무과, 수의과, 간호과를 병렬설치하고 있다(그림 V-9 참조).

(3) 獸醫 분야

日政期에는 농상국 소관이던 수의업무를 美軍政期에는 보건후생국내에 수의과를 신설하였다. 그리고 수의 업무를 단순히 가축위생의 범위로 보는 협의적 시각에서 탈피하여 오늘날과 같은 공중보건 관련 분야로 인식하였다. 수의사의 역할을 가축질병과 치료에 국한하던 것에서 식품위생검사에 대한 책임도 부과하는 등, 인간의 건강증진을 위한 역할도 부과하고 있다. 수의사의 공중보건에의 참여를 적극적으로 유도함으로써 수의사의 기능을 사회의학적 면에서의 보건환경 개선에 기여하는 것으로 인식하고 있음을 알 수 있다. 이처럼 수의제도를 강화한 것은 미국인들의 식습

2) 朝鮮總督府令 제76호 "看護婦規則"(「朝鮮總督府官報」, 제2913호, 大正 11년 5월 2일자)

관이 육류중심이어서 주한미군의 안전한 육류섭취를 위한 조치로 해석할 수도 있을 것이다.

제3절 駐韓美軍政廳의 보건의료행정조직체계

駐韓美軍政廳의 행정조직체계의 변천은 대체로 제1단계인 美軍政權 확립준비 시기(1945년 9월 9일 美軍이 조선총독으로부터 항복을 받은 후 1946년 3월 29일 정부부처의 명칭을 변경할 때까지의 기간), 제2단계인 美軍政權 확립 시기(1946년 3월 29일 정부부처 명칭이 변경된 이후 1947년 6월 3일 남조선과도정부가 수립될 때까지의 기간), 및 제3단계인 美軍政權 이양준비 시기(1947년 6월 3일 남조선과도정부 수립때로부터 1948년 8월 15일 大韓民國政府 수립때까지의 기간)으로 대별할 수 있으며(제1단계도 1946년 1월 4일 공식적인 駐韓美軍政廳〈USAMGIK〉이 발족되기 이전의 전기와 그 이후의 후기로 양분할 수 있음), 이에 따라 보건의료행정체계도 변경되었다.

Ⅰ. 美軍政權 확립준비 기간(1945년 9월~1946년 3월)

1945년 9월 7일자 태평양미육군총사령부 포고 제1호 제2조에서 "정부, 공공단체, 또는 기타의 명예직원과 고용인과 또는 공익사업, 공중위생을 포함한 공공사업에 종사하는 직원과 고용인은 유급무급을 불문하고 또 기타 제반 중요한 직업에 종사하는 자는 별명이 있을 때까지 종래의 직무에 종사하고, 또한 모든 기록과 재산의 보관에 임할 사"라고 하여,[3] 기존의 통치조직과 관료의 잠정적 존속을 선언하였다. 따라서 기존의 조선총독부 통치조직이 일단 그대로 기능행사를 하게 된 것이다.

1945년(昭和20년) 4월 17일자 조선총독부 훈령 제18호 "朝鮮總督府事務分掌規程"에 의하면(조선총독부시대의 최후의 개정규정임), 조선총독부의 내부조직은 다음과 같이 구성되고 있다(그림 Ⅴ-1).

〈그림 Ⅴ-1〉 8·15解放 당시의 조선총독부 本府의 內局組織

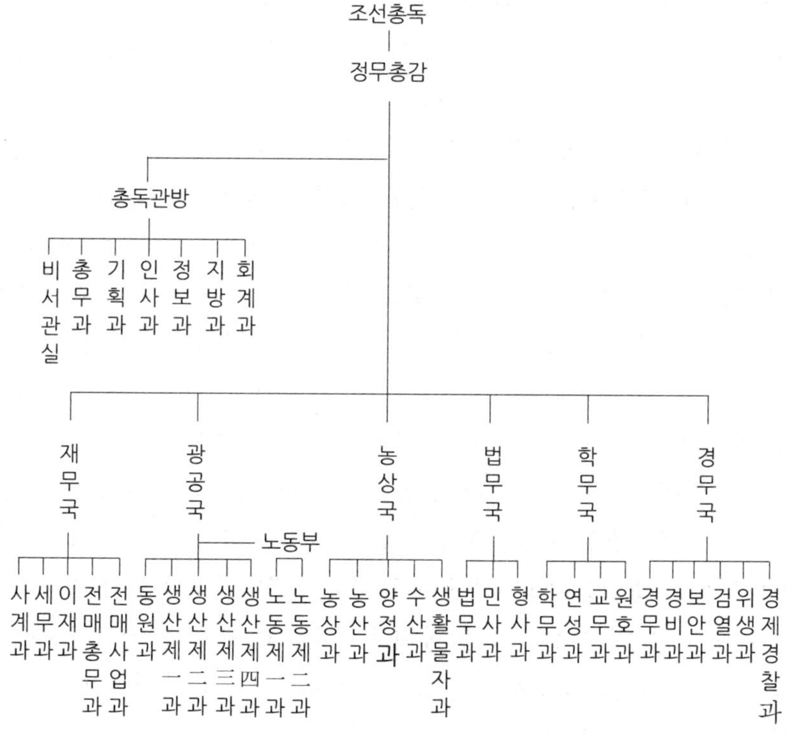

자료 : 昭和20年 4月 17日字 朝鮮總督府 訓令 第18號 "朝鮮總督府事務分掌規程 改正"(朝鮮總督府 官報, 昭和20年 4月 17日字 號外)

3) *Proclamation No. 1*, G.H.Q., US Army Forces, Pacific of the Commanding General, Yokohama, Japan, 7 September 1945.

동 규정에 의하면, 보건의료관계업무는 경무국 위생과와 학무국 원호과에서 담당하고 있었다. 즉 경무국 위생과의 분장업무는 ① 방역에 관한 사항, ② 醫事 및 藥事에 관한 사항, ③ 아편 및 마약의 취체에 관한 사항, ④ 매장 및 화장에 관한 사항, ⑤ 도장 및 도축에 관한 사항, ⑥ 세균검사, 혈청예방액제조, 위생시험 등에 관한 사항, ⑦ 기타 보건위생에 관한 사항이다. 그리고 학무국 원호과의 분장업무중 보건위생과 관련된 업무는 ① 구호 및 구료에 관한 사항과 제생원 및 감화원에 관한 사항이다.[4] 학무국 원호과의 구료에 관한 사항과 제생원 및 감화원에 관한 사항은 사회복지(동 규정상의 용어는 사회복리) 내지 사회사업에 관련된 사항으로서, 의료부조(medicaid), 즉 우리나라의 현 의료보호법상의 의료보호에 해당되는 것이며, 경무국 위생과의 제반 분장업무는 일반 공중보건위생에 관련된 사항에 해당된다.

南韓점령의 임무를 띤 美 제24군단의 야전명령 제55호(1945년 8월 28일자) 부록 #7에서도 "駐韓美軍司令官(제24군단장)은 南韓의 기존 정부나 재편된 정부를 통하여 권위를 행사한다(the Supreme Commander will exercise authority through the existing or reorganized government)"라고 하여, 조선총독부의 조직을 활용할 것을 규정하고 있었고, 1946년 10월 16일자 駐韓美軍司令官의 성명에서도 미군사정부는 과도적으로 기존의 조선총독부, 道, 郡 및 市의 기구를 통하여 운영할 것임을 명백히 하였다.[5] 조선총독부를 미군당국이 인수한 후, 미군정 기능을 발휘하고 있던 연합군최고사령부(the Supreme Commander for the Allied Powers)의 조직도는 다음과 같다.

---

4) 昭和20年 4月 17日字 朝鮮總督府 訓令 第18號 "朝鮮總督府事務分掌規程改正" 제7조 및 제8조.

5) USAFIK, *History of the United State Armed Forces in Korea,* Compiled under the Supervision of Harold Larson, Tokyo & Seoul 194 7·1948, Part Ⅲ, Chapter Ⅴ.

〈그림 V-2〉 연합군최고사령부 내국조직

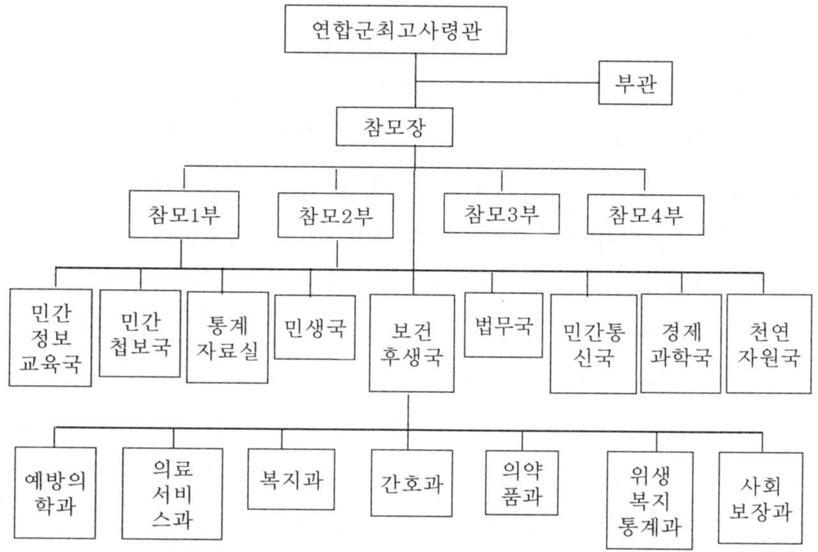

1945년 9~10월 현재의 연합군최고사령부의 군정활동요약보고의 내용요지를 보면 다음과 같다.6)

(1) 군정조직

(가) 최고군정청은 현존 朝鮮 중앙정부조직에 부합되게 조직됨. 美軍政長官은 조선총독부의 총독으로서의 기능을 행사하며, 또한 전술단위부대에 배속되어 있지 않은 全 군정청 직원을 통솔함. 군정장관은 관방과 군정장관의 참모로 구성된 여러 局을 조정하는 민정장관과 여러 관료들의 조력을 받음. 관방은 총무, 외사, 정보, 인사(韓國직원), 軍行政, 재산관리, 기획 및 회계과로 구성됨. 또 局은 재무국, 광공국, 농상국, 경무국, 위생국, 학무국, 법

6) *Summation of Non-Military Activities in Japan and Korea,* GHQ Supreme Commander for the Allied Powers, No. 1, September–October 1945, Part V, Section I.

무국, 체신국 및 교통국 9개 局으로 구성됨. 局(군정 官吏 및 韓國官吏로 구성)은 중앙정부기관들임. 국장과 민정장관은 총독의 내각을 구성함.

(나) 정책문제는 민정장관의 손에 놓이기 이전에, 최종검토를 위해서 관방에 의해 제출되어야 함. 중앙정부의 휘하에 군정팀(Military Government Teams)이 전술단위부대(tactical units)에 배속되고, 동 부대의 지휘하에 놓이게 됨. 군정장관과 군정팀 사이의 연락은 관방을 통해서 유지됨. 점령문제는 보다 복잡해지고 민사화됨에 따라, 道 및 市의 군정팀은 전술단위부대의 지휘로부터 벗어나서 직접 군정장관휘하에 두어야 할 것으로 예측됨.

(다) 군정팀은 서울, 인천, 및 부산에서 운영되고 있고, 가능하면 그 외 지역에서도 운영될 것임. 대규모지역에 걸쳐 영구점령군대를 확대배치하기는 불가능함. 소규모 지대는 美國 국기의 게양, 日本軍의 무장해제, 상급사령부에의 상황보고를 위해서 南韓 전역에 파견됨.

(2) 군사통제의 설정

(가) 美軍政策은 소위 韓國 임시정부와 美軍에 의한 여타 정치조직의 정치적 목적을 위한 공식적 승인이나 이용을 금하고, 신속한 日本과 친일 韓國人의 철수를 요구함.

(나) 南韓을 통치할 민정당국이 없기 때문에, 완전하고 직접적인 군정청의 설치가 필요함.

(다) 日本 정부에 대체할 美軍政廳은 완전한 승인을 받은 것은 아니어서, 많은 韓國人 세력은 즉각적이고 완전한 독립을 원하고 있음. 그들은 카이로선언의 "적당한 때(in due course)"라는 말을 "오래지 않아(in a few days)"라는 말로 해석하고 있음.

(3) 日本관리의 철수

(가) 韓國人들은 日本人 官吏의 철수를 주장하며, 군정청이 그들을 활용하는 것을 반대하고 있음. 韓國人들은 그들이 해방되어 日本人 官吏에게 복종하지 않을 것임.

(나) 서울의 조선총독부의 중요 日本人 官吏들은 철수됨. 경우에 따라서는 해임된 日本人 官吏들이 필수적 업무를 행하는 데 소용이 되고 있음. 이들은 대체될 자가 있으면 즉시 해임될 것임.

(다) 韓國人들은 숙련된 기술자와 낮은 직위를 제외하고는 유자격인이 없고, 책임 있는 직위의 유자격 韓國人들은 일반적으로 친일공모자라고 생각되고 있음. 지방의 道 및 市의 官吏의 철수와 대체는 그 지역에 군정팀이 배정되는 직후 행해질 것임.

(4) 韓國人 자문회의

韓國人이 정부에서 더 큰 역할을 하게 하기 위해서, 군정청은 韓國人 자문회의를 활용하고 있으며, 그 구성원은 그의 소속정당에 충성을 하지 않는 한, 다양한 정치의견을 대표하는 자로 임명되고 있음. 11명의 자문위원(교육가, 법률가, 사업가, 급진적 및 보수적 정치지도자)이 10월 5일 서울의 군정장관을 자문하기 위해서 임명됨. 동 자문회의 수용은 즉각적 독립을 원하는 韓國人에게는 다소 미온적인 상태임.

(5) 공무원제도

(가) 군정당국은 국가 및 정치, 인종을 차별하는 규제를 제거하는 것을 제외하고는 日本人에 의해 수립된 공무원체계를 기본적으로 변화시키려는 생각이 없음. 10월 5일에 제1급(勅任) 및 제2급(奏任)에 대한 임시임명 조치가 군정청에 의해서 단행되었음. 제3급(判任)의 임명은 군정청의 승인을 요하지 않을 것임.

(나) 韓國人 공무원의 기록 및 연금기금은 동경의 日本 공무원성에서 보관하고 있음. 필요한 공무원의 기록 및 연금기금은 韓國으로 이송되고 있음. 日本정부가 韓國에 있어서의 공무원을 직접적으로 통제하거나 진급시키는 것은 금지되어 왔음.

(6) 외교문제

(가) 러시아 영사관들은 서울에 머물고 있음. 호혜적 특권은 北韓에서는 존재하지 않음.

(나) 동경에 日本정부와 북경 및 그 외 中國에 있는 日本정부의 외교 및 영사관 官吏간의 연결은 단절됨. 금후 中國에 있는 官吏들은 韓國의 미군정청으로부터 필요한 명령을 받게 될 것임.

이상의 보고내용으로 봐서, 미군정청이 1945년 10월경까지는 대체로 舊 조선총독부의 조직체계를 그대로 유지하고 있었음을 알 수 있다. 그러나 1946년 3월 29일자 美軍政法令 제64호 "朝鮮정부 각부서의 명칭"에 의해서 미군정청의 조직이 크게 변혁될 때까지, 부분적인 조직개혁이 뒤따랐으며 보건위생 분야의 조직개편도 병행되었다. 1945년 9월 24일자 美軍政法令 제1호 "衛生局 설치에 관한 건"에 의해서 종전의 경무국 위생과를 폐지하고 위생국을 설치하게 되었다. 동 법령의 전문은 다음과 같다.[7]

■ **在朝鮮美國陸軍司令部 軍政廳 法令 제1호 衛生局 설치에 관한 건**

1. 警務局 衛生課는 玆에 此를 폐지함.
2. 衛生局을 玆에 설치하며 금일까지 警務局 衛生課가 행하는 의무와 직무를 행케 함.

7) Ordinance No. 1, HQ USAFIK, Office of the Military Governor, 24 September 1945.

3. 警務局 衛生課의 모든 자금과 문서와 재산을 衛生局에 이관함.
1945년 9월 24일
在朝鮮美國陸軍司令官의 지령에 의하여 朝鮮軍政長官 美陸軍少將 A. V. Arnold

이에 따라 종전의 경무국 위생과에서 담당했던 보건위생업무를 동 위생국에서 담당하게 된 것이다. 이 위생국의 설치의의는 첫째, 군정장관 휘하에 위생문제를 다루는 독립된 局을 설치했다는 점이다. 둘째, 종전에는 치안적 시각에서 치안기관인 경무국에 소속시켰던 위생업무를 이제는 목적적 기능으로 독립시켰다는 데에 중요한 의미가 내포되어 있다. 조선총독부시대만 하더라도 조선총독 휘하에 직속된 보건(또는 위생)담당의 보조기관(局)을 두지 않고, 내무국이나 경무국 산하의 한 과(예 : 경무국 위생과)에서 보건(또는 위생)업무를 담당하고 있었던 것이다. 미군정 당국이 군정장관 직하에 위생국을 두었던 것은 당시의 南韓의 위생문제에 깊은 관심을 가지고 있었음을 나타내는 것이라 할 수 있다. 일반적으로 점령지역에 있어서 보건위생문제는 戰力을 확보유지하는 것만이 아니고 점령지역 주민의 지지와 협력을 확보하는 것과도 밀접한 관련이 있는 사안이다. 미군정기의 보건의료는 미군사력 손실을 막기 위한 미군보호용이었을 뿐이라고 보는 시각도 있지만, 미군정 당국자들은 2차대전 終戰 당시 가장 발달된 보건위생수준을 누리던 미국인들로서 남한의 열악한 보건의료상태에 대해 군사력손실이나 치안유지라는 현실적 차원에서만이 아닌 인도적 차원에서도 보건위생에 관심을 가지지 않을 수 없었으리라고 본다.

1945년 10월 15일 현재의 美軍政廳의 조직은 다음과 같았다(그림 V-3).

〈그림 V-3〉 駐韓美軍政廳의 內局 조직(1945년 10월 15일)

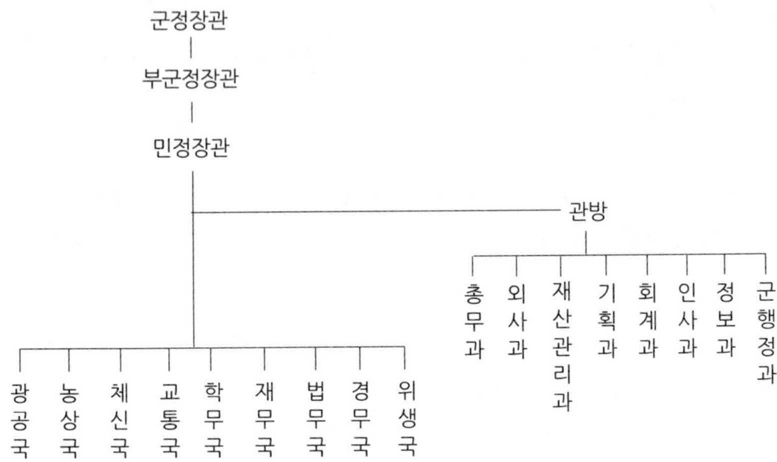

자료 : USAFIK, *History of the United States Armed Forces in Korea*, Compiled under the supervision of Harold Larson, Tokyo & Seoul 1947 · 1948, Part Ⅲ, Chapter Ⅱ, Diagram #2.

※ 그 후, 軍政廳 조직이 부분적으로 개편되어, 1945년 12월 31일 현재로는 관방에 총무과, 외사과, 道사무과, 기획과, 재산관리과, 공보과, 민정과 및 군행정과를 두게 되고, 각 局으로는 경무국, 광공국, 법무국, 교통국, 보건위생국, 재무국, 학무국, 농상국 및 군무국을 두게 되었다(USAFIK, *History of the United States Armed Forces in Korea*, Tokyo & Seoul 1947 · 1948, Part Ⅲ, Chapter Ⅱ, Diagram #3).

그러나 위생국은 紙上 기구에 불과했고, 위생국의 설치를 위한 법령이 공포된지 10여일 후에 폐지되었다. 위생국은 1945년 10월 27일자 美軍政法令 제18호 "보건위생국설립(위생국 폐지)"에 의해서 폐지되고, 보건후생국에 흡수되게 되었다. 동 법령의 전문은 다음과 같다.[8]

8) *Ordinance No. 18*, HQ USAFIK, Office of the Military Governor, 27 October 1945.

■ 在朝鮮美國陸軍司令部 軍政廳 法令 제18호 保健厚生局의 설립(衛生局 폐지)

제1조 위생국의 명칭을 이에 변경하여 보건후생국이라 칭함.

제2조 위생국에 지정되었던 의무와 직무에 가하여 下의 의무와 직무를 보건후생국에 지정함.

(가) 사변의 재해의 구제 (나) 常續적 빈곤자의 공공부조

(다) 소아의 후생과 기타의 필요한 보호

(라) 종업인의 후생과 은급제도 (마) 주택문제

(바) 관방 외사과에 협력하여 귀국 및 실업한 조선인의 보호 및 귀향

(사) 기타 조선내 점령군의 목적달성에 필요한 현존 공공후생계획 및 경영

제3조 下記 기관의 제반 의무, 직무, 문서, 재산 및 직원을 이에 보건후생국에 이전함.

(가) 학무국 사회과 (나) 경무국 방호과 전재민계

(다) 관방 외사과 보호계

(라) 광공국의 조선노동자 및 전재민구제회

제4조 본령은 1945년 10월 27일 夜半에 효력을 生함.

1945년 10월 27일

在朝鮮美國陸軍司令官의 지령에 의하여 朝鮮軍政長官 美陸軍少將 A. V. Arnold

보건후생국은 그 명칭에서 보듯이 보건·방역활동을 주로 하던 위생국에 복지관련 직무가 부가되었다. 그리고 학무국 사회과, 경무국 방호과 전재민계, 관방 외사과 보호계, 광공국의 조선노동자 및 전재민 구호회의 제반 업무를 보건후생국에 이관한다고 하였다. 이처럼 보건후생국은 기존의 각 부서가 실시하고 있던 보건의료에 관한 업무과 복지에 관한 업무를 통합하여 일원화하였다. 1946년 2월 현재 보건후생국의 내국은 보건의료관련 9개과

와 후생(복지)관련 7개과로 구성되었다.

〈그림 V-4〉 미군정청의 보건후생국의 조직도(1945년말)

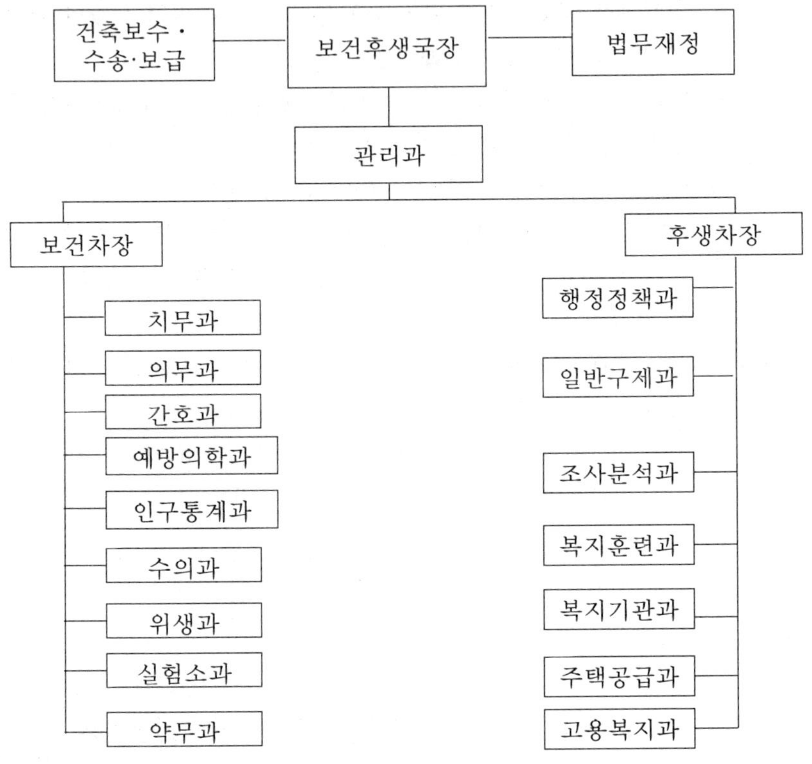

자료 : HQ USAMGIK, History of the Department of Public Health and Welfare.

위생국을 설치한지 10여일 만에 폐지하고 보건후생국으로 재편한 데는 당시 남한의 사회상황에 의한 것이었다. 위생국의 업무는 조선총독부의 경무국 위생과의 업무를 이어 받았는데, 경무국 위생과의 제반업무는 방역활동이 주가 되는 일반 공중위생에 관한 것이었다. 그러나 당시 남한에는 해외귀환동포나 월남민, 전쟁으로 인한 실업자, 빈곤자들이 다수 발생하여 이들에 대한 구호대책은 미군정 당국의 중요한 당면과제였다.(제4장 1절 Ⅱ. 사회상황 참조) 다수의 요구호자들로 인한 민생불안을 방지해야만 했고, 치안유지의 방편으로 복지의 필요성이 제기된 것이다. 이렇게 복지행정기구를 확립할 필요가 제기되어 위생국을 재편하지 않으면 안되었던 것이다. 그리고 1945년 11월 7일자 美軍政法令 제25호에 의해서 보건후생부에 수의과를 설치토록 하고,[9] 1945년 12월 17일자 美軍政法令 제35호에 의해서 의학교가 경영하는 병원의 관리감독을 학무국으로 이관케 했다.[10]

중앙의 보건후생국의 설치와 더불어, 美軍政法令 제25호에 의하여 지방의 道에도 보건후생부를 설치하게 되었다. 8·15解放 당시, 조선총독부에서는 道본청에 도지사 밑에 지사관방, 내무부, 재무부 및 경찰부를 두고(部는 과→계로 재분), 총독은 필요시에 道를 지정하여 광공부, 또는 농상부를 둘 수 있도록 하고 있었다.[11] 道에 보건후생부를 두게 된 근거인 美軍政法令 제25호(1945년 11월 7일자)의 전문은 다음과 같았다.[12]

■ **在朝鮮美國陸軍司令部 軍政廳 法令 제18호 各道 保健厚生部의 설치**

一. 下記 직무를 수행하기 위하여 조선정부 각도청내에 보건후생부를 자에 설치함.

(가) 도민의 건강의 연구, 보건급 증진

(나) 보건교육

(라) 모자보건

9) *Ordinance No. 25*, HQ USAFIK, Office of the Military Governor, 7 October 1945.

10) *Ordinance No. 35*, HQ USAFIK, Office of the Military Governor, 17 October 1945.

11) 昭和18年 11月 30日字 勅令 第896號 "改正地方官制".

12) 註 9)와 동일.

(다) 유행병학, 예방학 및 전염병 방지
(마) 병원과 진료소
(사) 수의일반
(자) 위생시설
(카) 약무
(파) 응급 및 재난구제
(갸) 소아후생 및 기타시설의 관리
(댜) 주택
(먀) 조선주둔군의 목적달성원조에 필요한 기타 일반공중위생의 계획
(바) 간호일반
(아) 치과일반
(차) 실험소
(타) 인구통계
(하) 극빈자에 대한 공공부조
(냐) 종업원후생 및 은급제도
(랴) 귀환 및 실업동포의 보호 및 안주

二. 下記 기관의 제반의 의무, 직무문서, 재산 및 직원을 조선내 각道 보건후생부에 이전함.

(가) 도경찰부 위생과
(나) 도경찰부 경찰서 위생과
(다) 도경찰부 지방공의
(라) 도경찰부 군인원호과
(마) 도내무부 사회과
(바) 도노동과 원호과

三. 조선내 수의사업을 감독 지도하기 위하여 보건후생국에 수의과를 이에 설치함.

四. 경상남도 부산가축연구소 및 경기도 안양지부를 포함하여 專히 조선내 수의사업수행에 종사한 농상국의 제반의 의무, 직무, 문서, 재산 및 직원을 보건후생국에 이전함.

五 . 本令은 1945년 11월 7일 夜半에 효력을 生함.

1945년 11월 7일

在朝鮮美國陸軍司令官의 지령에 의하여 朝鮮軍政長官 美陸軍少將 A. V. Arnold

따라서 美軍政期間의 제1단계 전기의 駐韓美軍廳의 중앙 및 각 道의 보건의료행정조직체계는 다음과 같이 표시할 수 있다(그림 V-5).

〈그림 V-5〉 駐韓美軍政廳의 보건의료행정조직체계(1945년 12월말)

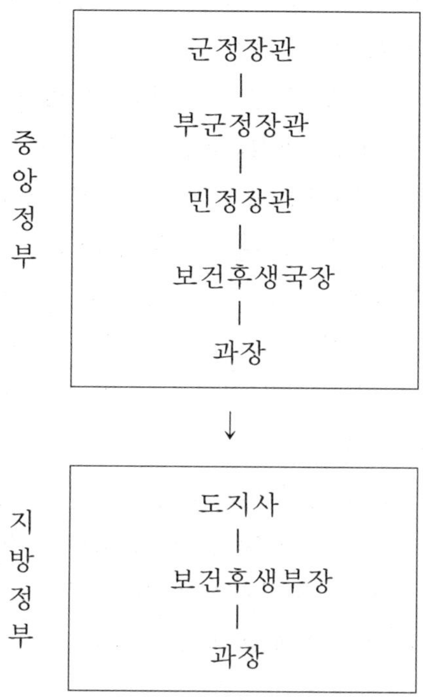

1946년 1월 4일에 지금까지의 駐韓美軍의 일부분체로서의 駐韓美軍政廳(Military Government, USAFIK)에서 공식적인 「駐韓美軍政廳(USAMGIK : United States Army Military Government in Korea)」이 발족된 이후, 1946년 3월 29일에 정부부서의 명칭이 변경될 때까지의 제1단계 후기에는, 駐韓美軍政廳의 광공국의 상무국으로의 개편과 농상국의 농무국으로의 개편 등의 부분적 조직개편이 있었을 뿐이고, 보건의료행정조직에는 변화가 없었다.

Ⅱ. 美軍政權 확립기간(1946년 4월~1947년 5월)

이 시기에는 기존의 조선총독부체제와 미국식체제를 혼용하였다. 제1단계인 미군정권의 확립준비기간의 행정체제로는 부족함을 느껴 제1단계에서 활용한 조선총독부체제에다 미국식체제를 도입하기 위해 행정조직을 개편하였다. 1946년 3월 29일자 美軍政法令 제64호 “朝鮮정부 각부서의 명칭”에 의해서, 아래와 같이 종전의 각 「局」은 「部」로 변경되고, 官房의 「課」는 「處」로 바뀌어졌다. 이에 따라, 駐韓美軍政廳의 보건의료행정기관은 보건후생부로 바뀌어지게 된 것이다. 그리고 내부의 局課 구성도 세분화되고 그 행정기능이 확대되었다(표 Ⅳ-1). 횡적으로 분업구조가 확장되고 종적으로 다계층화한 복잡한 관료제 체제를 형성하였다.

1946년 동아일보의 지면을 빌어 보건후생부는 새로운 사업계획을 다음과 같이 밝혔다.

(1) 보건관련 사업 : 급증하고 있는 결핵이나 전염병 예방대책으로 결핵병원의 증설 및 신설, 산모의 건강과 가정 건강생활의 향상을 위한 도시지역 보건소 설치

(2) 후생관련 사업 : 전재민 보호를 위한 도시 및 농촌지역에 주택건설, 부랑아동과 노인 수용을 위한 국립고아원, 양로원, 맹아원, 소년감화원 등 신설

위 내용을 볼 때, 이 기간중의 조직개편은 제1단계의 질서유지라는 소극적 성격에서 사회·경제·복지 기능을 확대하기 시작한 것으로 보인다.

<표 V-1> 駐韓美軍政廳 각부서의 명칭 변경내용(1946년 3월 29일)

변경사항	구	신
內部(부서)	농무국	농무부
	상무국	상무부
	체신국	체신부
	학무국	문교부
	재무국	재무부
	법무국	법무부
	국방사령부	국방부
	경무국	경무부

	보건후생국	보건후생부
	공보국	공보부
	교통국	운수부
	관방 회계과	회계처
	관방 외사과	외무처
	관방 총무과	총무처
	관방 인사과	인사행정처
	관방 지방과	지방행정처
	관방 기획과	기획처
	관방 재산관리과	관재처
內部 局課 구성	국→과→계	부→국→과→계→반
	(관방)과→계	처→서→과→계→반
감독관의 명칭	국장, 과장, 계장	부장, 처장, 국장, 서장, 과장, 계장, 반장
보좌역의 명칭		부・처 : 차장 국・서・계・반 : 부국장・부서장・부과장・부계장・부반방

자료 : *Ordinance No. 64,* HQ USAMGIK, Office of the Military Governor, 29 March, 1946.

그 후, 1946년 4월 27일에 지방행정처를 폐지하고, 1946년 5월 28일자로 중앙가격행정처와 중앙식량행정처를 설치한 결과,[13] 1946년 5월말일경 현재로 駐韓美軍政廳의 행정조직은 다음과 같이 짜여지고 있었다(그림 V-6).

13) *Ordinance No. 69*, HQ USAFIK, Office of the Military Governor, 27 October 1946.
Ordinance No. 90, HQ USAFIK, Office of the Military Governor, 28 October 1946.

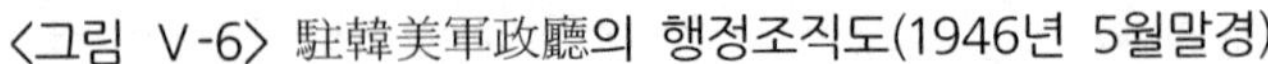

<그림 V-6> 駐韓美軍政廳의 행정조직도(1946년 5월말경)

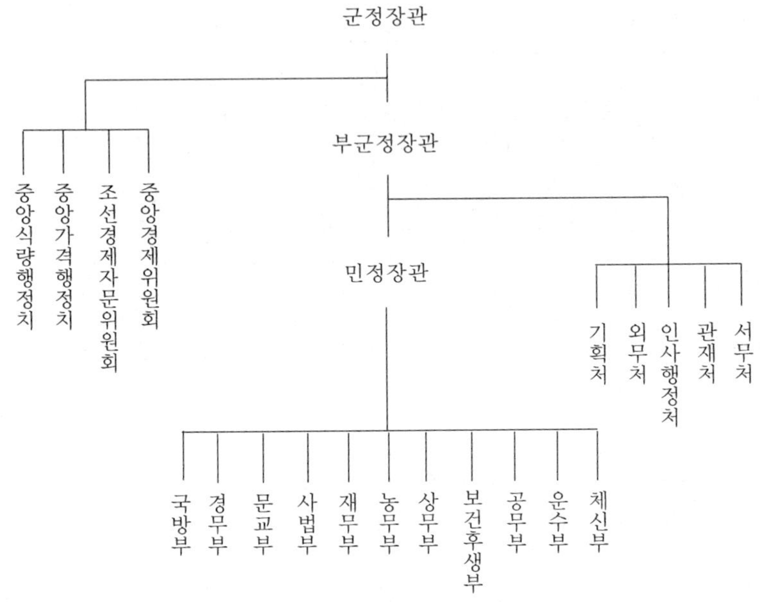

※ 부내 국 · 과 · 계 및 처내 서 · 과 · 계는 생략함.

자료 : USAFIK, *History of the United States Armed Forces in Korea,* Compiled under the supervision of Harold Larson, Tokyo & Seoul, 1947 · 1948, Part Ⅲ, Chapter Ⅱ, Digram 362.

이 당시의 보건후생부에는 총무국, 예방의학국, 약무국, 의무국, 수의국, 간호사업국, 구호국, 주택국, 후생시설국, 후생자재국, 조사분석국, 고용인후생국, 美國적십자시민구호국, 보건위생국, 치의무국, 생정국, 연구국 및 부녀국이 설치되었으며(부녀국은 1946년9월 설치), 각 국은 과로, 과는 다시 계로 나뉘어지고 있었다.[14] 따라서 보건의료행정분야의 업무는 보건위생국, 의무국, 약무국, 치의무국 및 예방의학국에서 관장했던 셈이다.

---

14) 朝鮮通信社, 「一九四七年版 朝鮮年鑑」(서울, 1946), p. 41.
※ 1946년 9월 현재(추정) 駐韓美軍政廳 조직

중앙의 보건후생국은 보건후생부로 개편한 대신에, 1946년 10월에 각 道의 보건후생부는 보건후생국으로 개편하게 되었다. 즉 1946년 10월 23일자 美軍政法令 제114호 "도기구의 개혁"에 의해서[15] 각 道의 종래의 보건후생부가 보건후생국으로 개편되었다(동 법령은 부록 Ⅰ참조). 이 법령에 따라, 각 道에는 도지사 휘하에 내무국, 농무국, 재무국, 상공국, 문교국, 노동국, 보건후생국 및 토목국을 두게 되고, 보건의료행정은 보건후생국의 의무과, 약무과, 예방의학 및 생정과, 위생시설과 및 후생과에서 관장하게 된 것이다.(그림 Ⅴ-7) 따라서 1946년 10월말일경의 駐韓美軍政廳의 보건의료행정조직체계는 다음과 같이 표시할 수 있다(그림 Ⅴ-8).

군정장관	민정장관	부·처	국·서
군정장관	민정장관	문교부	고등교육국, 교화국, 관상국, 편수국, 보통교육
		사법부	총무국, 변호사국, 행정국, 감찰국, 법률조사국
		경무부	교육국, 통신국, 경무총감부, 총무국, 공안국, 수사국
		농무부	수산국, 농민경제국, 농산국, 산림국
		상무부	상무국, 무역국, 공업국, 특허국, 총무국, 광무국
		재무부	이재국, 사계국, 국고국, 전매국, 회계국
		보건후생부	총무국, 의무국, 예방의학국, 수의국, 약무국, 구호국, 치의무국, 조사훈련국, 간호사업국, 부녀국
		공보부	총무국, 공보국, 여론국, 연락사무국
		통위부	조선경비대, 해안경비대
		체신부	총무국, 郵務局, 電務局, 저금보험국, 재정국, 자재국
		운수부	철도운수국, 해상운수국, 公路運輸局, 비행운송국
		토목부	중앙소방위원회, 대전국도사무소, 대구국도사무소, 부산국도사무소
		노동부	노동국
		인사행정처	總務署, 職制署, 補任署, 考試署, 訓練署, 調査署
		식량행정처	企劃庶務署, 食糧分配署, 食糧資料署
		물가행정처	총무서, 행정서, 감찰서
		서무처	조사연구서, 총무서, 재산회계서, 건축서, 통계서
		외무처	외무서
		관재처	

15) *Ordinance No. 114,* HQ USAFIK, Office of the Military Governor, 23 October 1946.

〈그림 V-7〉 美軍政廳의 지방행정조직도(1946년 10월)

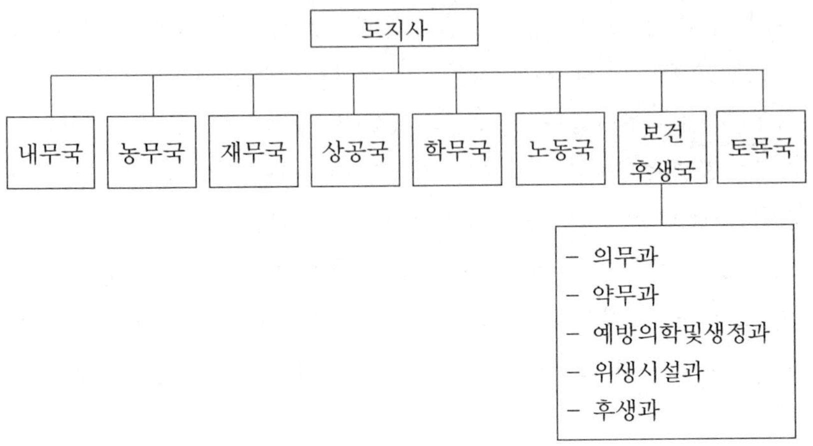

자료 : 군정법령 제114호, "도 기구의 개혁", 제4조 · 5조, 1946년 10월 23일 공포, 한국법제연구회, 「미군정법령총람」, p. 334(김석준, 미군정시대의 국가와 행정, 이화여자대학교출판부, 1996, p. 234에서 재인용)

〈그림 V-8〉 駐韓美軍政廳의 보건의료행정체계(1946년 10월말경)

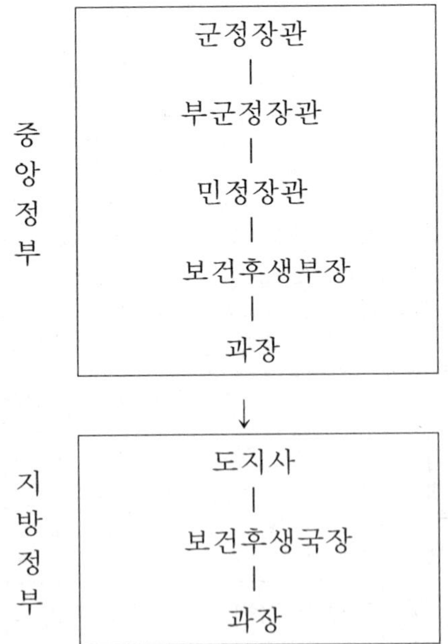

Ⅲ. 美軍政權 이양준비 기간(1947년 6월~1948년 8월)

1947년 6월 3일 남조선과도정부 수립이후 1948년 8월 15일 大韓民國정부가 수립될 때까지에는 공무원후생행정처(후에 중앙물자행정처로 개칭), 사세국, 중앙토지행정처 등의 설치를 제외하고는 정부의 조직개편이 거의 없었다. 남조선과도정부의 발족을 규정한 1947년 5월 17일자 남조선과도정부 법령 제141호는 다음과 같다.16)

■ 南朝鮮過渡政府 法令 제141호 南朝鮮過渡政府의 명칭

조선과도입법의원에서 법률을 제정할 때까지 다음에 의함.

제1조 정부기관의 명칭

북위 38도이남 朝鮮을 통치하는 입법, 행정, 사법 부문 등 在朝鮮美軍政廳 朝鮮人기관은 남조선과도정부라 호칭함.

제2조 시행기일

본령은 공포일에 효력을 생함.

1947년 5월 17일

右建議함 民政長官 安 在 鴻

右認准함 朝鮮軍政長官 美國陸軍少將 Archer L. Lerch

1947년 9월경의 남조선과도정부의 조직은 다음과 같다(그림 V-8).

16) Official Gazette, HQ USAMGIK, *Ordinance No. 141,* Office of the Military Governor, 17 May 1947.

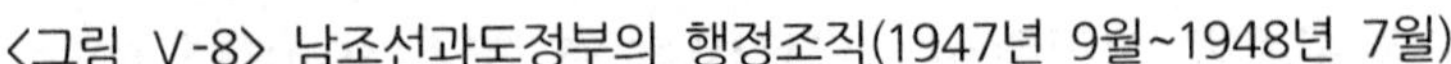

〈그림 V-8〉 남조선과도정부의 행정조직(1947년 9월~1948년 7월)

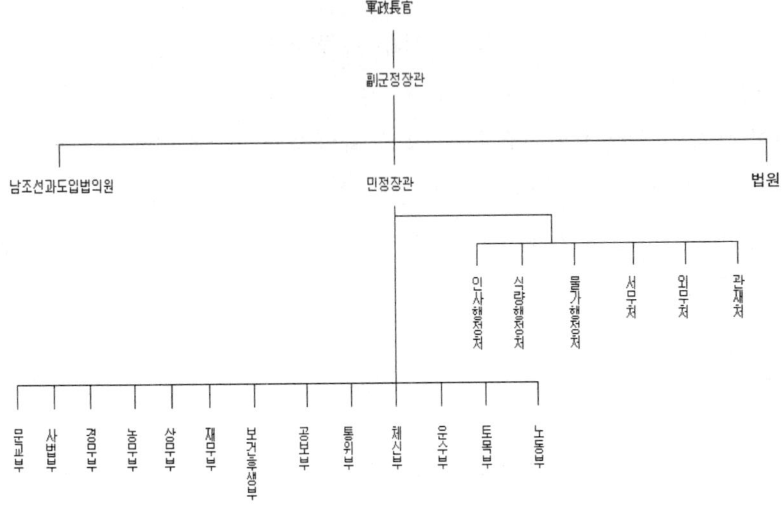

자료 : 朝鮮通信社, 「一九四八年版 朝鮮年鑑」(서울, 1947), pp. 127~ 128. South Korean Interim Government Activities, United States Army Military Government in Korea, No. 33, June 1948, Organization Chart July 1948, USAMGIK.

따라서 제3단계의 남조선과도정부의 보건의료행정은 제2단계에서와 같이 보건후생부에서 맡고, 지방의 道에서도 보건후생국에서 맡았다. 그러나 남조선과도정부가 수립된 후에는 보건후생부의 內局이 많이 축소 개편되어, 1946년 5월 이후 17개 局이던 것이 1947년 5월 31일 현재로는 2개 室 5개 局으로 축소되어 있다(그림 Ⅴ-9).

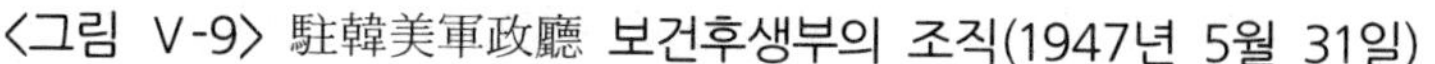

〈그림 V-9〉 駐韓美軍政廳 보건후생부의 조직(1947년 5월 31일)

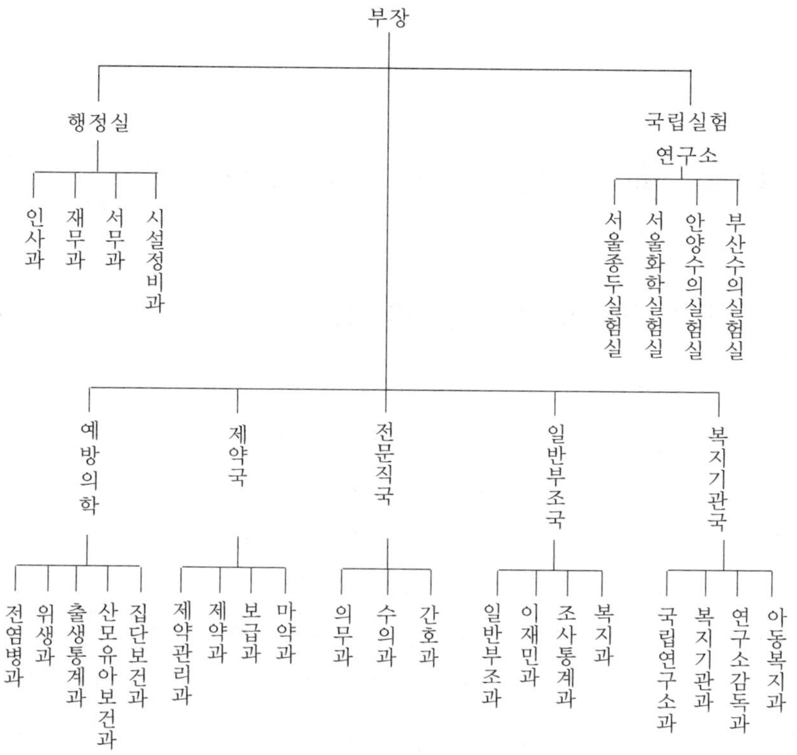

자료 : *Summation of United States Army Military Government Activities in Koera,* GHQ Commander-in-Chief, Far East, No. 22, July 1947, Part Ⅳ, Section 1.

예산과 인력의 부족으로 축소된 보건후생부는 대한민국정부 수립후에는 사회부의 한 부서로 전락하였다. 1948년 7월 15일 정부조직법 초안이 마련되었는데, 보건후생부는 사회부에 편입시켰다. 조선의사협회를 비롯한 보건의료관련단체들은 성명서 등을 통해 보건후생부를 독립시켜야 한다고 주장하였다.[17] 이후 1949

17) 「대동신문」, 1948년 12월 18일자

년에 보건후생부 독립안이 국회에서 가결되어 독립부서로 보건부가 설치되었다.

제4절 駐韓美軍政廳의 보건의료행정인력의 충원

Ⅰ. 美國人/韓國人 공동 部·處長制 단계

1945년 9월 8일에 美 제24군단 제7사단이 인천에 상륙하고 9월 9일에 美軍이 조선총독부와 일본군으로부터 항복을 받았다. 항복 직후인 9월 12일에 동 사단장 Archibald V. Arnold 少將이 군정장관(Military Governor)으로 임명되면서 阿部信行 조선총독은 파면되었다. 그리고 점차적으로 美軍人 장병과 韓國人으로 美軍政廳 직원이 임명되게 되었다. 駐韓美軍政廳은 조선총독부의 행정권을 접수한 후, 하위직에는 韓國人을 임명하였지만, 국장 등의 고위직에는 美軍人 장교를 임명하였다. 軍政廳 직원을 ① 군정장관, 부군정장관 및 민정장관, ② 국장(1946년 3월 29일후 부장) 및 과장(1946년 3월 29일후 국장), 및 ③ 최하위 시행층인 계장(1946년 3월 29일후 과장) 이하의 3개 범주로 유형화할 때, 단계별로 보면 美國人(軍將兵이 주류)과 韓國人의 점직비중이 아래와 같이 변화되어, 1946년 9월 이후에는 군정장관과 부군정장관을 제외하고는 대체로 韓國人이 임명되었다(표 Ⅴ-2).

〈표 V-2〉 美軍政期의 美國人/韓國人 점직상태

구분	군정장관, 부군정장관 및 민정장관	국장(1946년 3월 29일후는 부장) 및 과장(1946년 3월 29일후는 국장)	계장(1946년 3월 29일후는 과장)
美軍政실시 직초(제1단계)	美國人	美國人	韓國人
제2단계	美國人	美國人 및 韓國人 공동	韓國人
제3단계(1946년 9월 이후)	美國人 단, 민정장관은 韓國人(1947년 2월 10일후)	韓國人(美國人은 고문으로 후퇴)	韓國人

軍政廳 간부의 임명은 1945년 9월 29일 이후에 美軍政廳(Military Government)의 임명사령(Appointment)에 의해서 정식으로 임명되었다. 그 내용은 다음과 같았다(표 V-3).

〈표 V-3〉 駐韓美軍政廳 간부의 임명상황(1945년 9월 29일)

직책	성명 및 계급	직책	성명 및 계급
군정장관 대리	J. R. Sheetz 准將 ※ C. S. Harris장군은 경상남도 지사로 발령됨.	학무국장	Earl N. Lockard 대위
		기획과장	Melticus W. May Jr. 대령
민정장관	Brainard F. Prescott 대령	정보과장 대리	Glenn Newman 대령
광공국장	John C. Underwood 대령	인사과장	Hugh H. Bledsoe 중령
재무국장	Charles J. Gordon 중령	총무과장	Emery J. Woodal 소령
농무국장	James Martin 중령	외사과장	Gordon B. Enders 소령
체신국장	William J. Herlihy 대령	회계과장	Almus P. Evans 중령
교통국장	Ward L. Hamilton 중령	민장장관실 서기	Wayne J. Estes 소령
법무국장	Emery J. Woodal 소령		

자료 : *Appointment No. 3.* HQ USAMGIK, Office of the Military Governor, 29 September 1945(일반명령 제2호는 이에 의거 대체됨).
Appointment No. 4. HQ USAMGIK, Office of the Military Governor, 29 September 1945(일반명령 제7호는 이에 의거 대체됨).

※ 경무국장은 별도로 Reamor W. Argo 대령이 임명되고, 또한 1945년 9월 24일 설치된 위생국(10월 27일에 보건후생국으로 변경)의 長에는 Glenn McDonald 중령이 9월 24일에 임명됨.

각 道의 知事의 임명상황은 다음과 같았다(표 V-4).

〈표 V-4〉 초대 美軍政 도지사 임명상황

1946년 1월 현재

도별	직명	성명	임명연월일	비고
서울시	시장	James S. Killough 소령	1945. 9. 2	1945. 11. 17에 James E. Wilson 중령으로 교체
경기도	지사	William B. Myers 소령	1945. 10. 2	1945. 11. 23에 Maurice Lutwack 중령으로 교체
강원도	〃	Carl H. Zwer-mann 중령	1945. 11. 23	1945. 11. 23까지는 Karl L. Mullinix 중령이 지사대리로 피임
충청남도	〃	William A. Karp 중령	1945. 10. 9	
충청북도	〃	Ray C. Senate 중령	1945. 11. 8	1945. 11. 8까지는 제17연대장 R. T. Puchler 대령이 지사대리로 피임.
전라남도	〃	Julius H. Lintner 중령	1945. 10. 23	1945. 11. 16에 John M. Brockie 중령을 임명
전라북도	〃	Ralph F. Gallogy 중령	1945. 11. 20	
경상북도	〃	Raymond A. Janowski 중령	1946. 11. 26	1945. 10. 14에 Edwin A. Henn 중령을 임명 1946. 3. 1에 S. Neill 중령을 임명
경상남도	〃	Francis E. Gillette 중령	1946. 1. 25	1945. 9. 28에 Charles S. Harris 준장을 임명

자료 : USAFIK, *History of the United States Armed Forces in Korea*, Compiled under the supervision of Harold Larson, Tokyo & Seoul, 1947 · 1948, Part Ⅲ, Chapter Ⅲ.

1946년 3월 29일자 美軍政法令 제64호(朝鮮정부 각부서의 명칭)에 의해서, 駐韓美軍政廳의 局은 部로 변경되고, 관방의 課도 處로 개정되었는데(部는 局—課—係—班으로 재분되고, 處는 署—課—係—班으로 재분됨),[18] 1946년 5월말 현재 駐韓美軍政廳

의 각 부서의 美軍人 部·處長은 다음과 같다(표 V-5).

〈표 V-5〉 駐韓美軍政廳의 美軍人 部·處長(1946년 5월)

부서명	장	비고
기획처	1. Metticus W. May Jr. 대령(1945. 9. 20 임명) 2. George E. Kahler 중령(1946. 1. 3 기획과장 임명) 3. Carroll V. Hill 소령(1946. 2 기획과장 임명) 4. Seth Wiard 중령(1946. 4. 24 임명)	관방 기획과가 1946년 3월 29일 기획처로 변경됨.
총무처	1. Emery J. Woodall 중령(1945. 9. 20 총무과장 임명)	관방 총무과가 1946년 3월 29일 총무처로 변경됨.
인사 행정처	1. Hugh H. Bledsoe 중령(1945년 9. 20 인사과장 임명) 2. Robert W. Wiley 대위(1946. 3. 8 임명)	관방 인사과가 1946년 4월 29일 인사행정처로 변경됨.
외무처	1. Gordon B. Enders 중령(1945. 9. 20 외사과장 임명) 2. Thomas H. Ward 중령(1946. 6. 1 임명)	관방 외사과가 1946년 3월 29일 외무처로 변경됨.
서무처	1. Arthur Roth 대령(1945. 9. 20 회계과장 임명) 2. Almus P. Evans 중령(1945. 9. 29 회계과장 임명) 3. Archibald W. Melchior 중령(1946. 7. 11 임명)	관방 회계과가 1946년 3월 29일 회계처로 변경되고, 1946년 4월 2일 서무처로 변경됨.
지방 행정처	1. Glenn Newman 대령(1945. 9. 20 지방과장 임명) 2. Richard F. Reidy 중령(1946. 3 임명)	관방 지방과가 1946년 3월 29일 지방행정처로 개편됨.
공보처	1. Glenn Newman 대령(1945. 9. 20 정보과장대리 임명) 2. Glenn Newman 대령(1945. 12. 10 공보과장	관방 공보과가 1946년 2월 13일 공보국이 되고,

18) *Ordinance No. 64,* HQ USAMGIK, Office of the Military Governor, 29 March 1946.

	임명) ※ 1945. 11. 30 정보과가 공보과로 됨.	1946년 3월 29일 공보부가 됨.
관재처	1. John B. Lapsley 중령(1945. 11. 24 임명) 2. Cornelius Menger 중령(1946. 3. 30 임명) 3. Harry D. Bishop 중령(1946. 9. 14 임명)	관방 재산관리과가 1946년 3월 29일 관재처로 변경됨.
국방부	1. Lawrence E. Schick 준장(1945. 11. 14 임명) 2. Arthur S. Champeney 대령(1945. 12. 27 임명) 3. Lyle W. Bernard 중령(1946. 5. 18 임명) 4. Loren B. Thompson 중령(1946. 6. 8 임명), 1946. 6. 8 해임, 1946. 6. 1일부 Terrill E. Price 대령 임명(6. 21)	1945년 11월 13일 국방사령부가 설치되고, 1946년 3월 29일 국방부로 개칭됨.
보건 후생부	1. Glenn McDonald 중령(1945. 9. 24 임명) 2. William R. Willard 소령(1945. 12. 15 국장대리로 임명) 3. John K. Cullen 대령(1946. 5. 18 부장 임명)	1945년 8월 24일 위생국이 설치되고, 1945년 10월 27일 보건후생국이 설치되었으며, 1946년 3월 29일에 보건후생부로 개명됨.
광공국	1. John C. Underwood 대령(1945. 9. 29 국장 임명) 2. Joe Thomas 중령(1946. 4. 18 상무국장대리로 임명) 3. Owen T. Jones 대위(1946. 6. 21 상무국장 임명) 4. Edgar A. Johnson(1946. 7. 23 상무국장 임명)	1946년 2월 19일 상무국으로 개편되고, 1946년 3월 29일 상무부가 됨.
재무부	1. Charles J. Gordon 중령(1945. 9. 26 국장임명)	재무국이 1946년 3월 29일 재무부가 됨.
농상부	1. James Martin 중령(1945. 9. 29 국장 임명)	1946년 2월 19일 농상국으로 개편되고, 1946년 3월 29일

		농상부가 됨.
체신부	1. William J. Herlihy 소령(1945. 9. 29 국장임명) 2. Lloyd C. Parsons 소령(1946. 1. 4 국장 임명)	1946년 3월 29일 체신부가 됨.
운수부	1. Ward L. Hamilton 중령(1945. 9. 29 교통국장 임명) 2. Arthur J. Cornelson 중령(1946. 1. 4 교통국장 임명)	1946년 3월 29일 교통국이 운수부가 됨.
사법부	1. Emery J. Woodall 소령(1945. 9. 29 국장임명) 2. Matt W. Taylor 소령(1945. 11. 20 국장임명) 3. Emery J. Woodall 중령(1946. 4. 2 임명, 1946. 6. 8 해임) ※ 5월 23일부로 John W. Connelly Jr.를 대리로 임명하고, 7월 11일부로 정식 부장으로 임명	법무국이 1946년 3월 29일 사법부가 됨.
문교부	1. Earl N. Lockard 대위(1945. 9. 29 국장 임명) 2. Aubrey O. Pittenger(1946. 3. 30 임명)	학무국이 1946년 3월 29일 문교부가 됨.
경찰부	1. Arthur S. Champeny 대령(1945. 11. 14 국장 임명) 2. William H. Maglin 대령(1945. 12. 27 발령)	관방 총무과가 1946년 3월 29일 총무처로 변경됨.

자료 : USAFIK, *History of the United States Armed Forces in Korea*, Compiled under the supervision of Harold Larson, Tokyo & Seoul, 1947 · 1948, Part Ⅲ, Chapter Ⅱ.
HQ, USAMGIK, Office of the Military Governor, Appointment, No. 3(1945. 9. 29), No. 4(1945. 9. 29), No. 31(1945. 11. 14), No. 37(1945. 11. 21), No. 51(1945. 12. 15), No. 6(1946. 1. 3), No. 82(1946. 3. 30), No. 83(1946. 4. 2), No. 84(1946. 4. 18), No. 94(1946. 6. 1), No. 99(1946. 6. 8), No. 101(1946. 7. 11), No. 104(1946. 7. 23), No. 105(1946. 7. 29), & No. 106(1946. 9. 14).

1946년 5월말 현재의 韓國人 각 部·處長은 다음과 같다(표 Ⅴ-6).

〈표 V-6〉 駐韓美軍政廳의 韓國人 部·處長(1946년 5월)

부·처별	장	부·처별	장
문교부장	兪億兼	경무부장	趙炳玉
재무부장	尹皡炳	운수부장	閔熙植
사법부장	金炳魯	서무처장	李鍾學
상무부장	吳禎洙	외무처장	文章旭
보건후생부장	李容卨	식량행정처장	池鎔殷
농무부장	李勳求	인사행정처장	鄭一亨
체신부장	吉元鳳	물가행정처장	崔泰旭
공보부장	李哲源	국방부장	柳東悅

자료 : 朝鮮通信社, 「一九四七年版 朝鮮年鑑」(서울, 1946), p. 40.

중앙의 駐韓美軍政廳의 보건의료행정 담당기관인 보건후생부와 道의 보건후생국의 직원의 임명추세는 다음과 같다(표 Ⅴ-7).

軍政廳의 보건후생국의 국장(~보건후생부장), 道의 보건후생부장(~보건후생국장), 과장, 도립병원의 원장, 과장 등이 1945년 9월~1946. 6월에 걸쳐서 임명이 되었는데, 軍政廳의 보건후생국장이나 道의 보건후생부장은 대체로 1945년 10월에 임명이 되었다. 朝鮮總督府의 日本人 관리들은 대체로 1945년 9월~1946년 1월에 걸쳐 해임이 되었는데, 이들을 해임시키면서 美軍政장교와 韓國人으로 충원해 나갔던 것이다.

〈표 V-7〉 美軍政期의 보건의료행정직의 임명추세

○표는 임명연월(발효일 기준)

道 \ 부서 \ 년월		1945			1946					
		10	11	12	1	2	3	4	5	6
軍政廳 (본청)	보건후생국장	○		○						
	보건후생부장						○			
	교통국철도병원 과장			○						
경기도	도 위생부장	○								
	부·군 보건과장				○					

	도립병원장 기타							○	○	
	군 보건후생과장							○	○	
경상남도	위생부 과장 기타		○							
	도립병원 과장 기타					○				
	보건후생국장								○	
경상북도	시 보건과장 기타			○	○					
	보건후생부 지부 과장			○						
	군 보건과장			○	○					
	도립병원장 기타				○	○				
	의과대학병원 과장				○					
전라남도	보건부장									
	후생과장		○							
	약사과장 기타	○								
전라북도	도립병원장, 과장, 기타		○	○	○	○	○	○		
	보건후생과장		○							
	보건후생국장	○								
	후생과장	○								
충청남도	위생과장			○						
	보건후생부 과장, 계장			○		○	○	○		
	군 보건과장					○				
	도립병원 과장						○			
	보건후생국 과원									○
충청북도	보건후생부 보조관			○						
	도립병원장, 과장, 기타					○				
	보건후생부장	○								
강원도	도립병원 의관				○					

※ 부록 II(美軍政期의 보건의료행정직의 임명상황)와 표 IV-5에 의거하여 정리한 것임.

II. 韓國人 단독 部·處長制 단계

1946년 9월에는 美軍人 각 部·處長을 전원 韓國人으로 임명하고, 美軍人은 고문관으로 후퇴해서 간접적으로 군정에 관여하였다.

美軍政당국이 민정장관을 포함해서 부장이하 전직원을 韓國人으로 대체하고 美軍人은 고문으로 후퇴하여 간접적으로 南韓을 통치한 것은 「한국화정책」(Koreanization Policy)에 기초한 것이었다. 이 한국화정책은 1946년 9월 이후 美軍人과 韓國人이 공동으로 임명되었던 부장을 韓國人 단독으로 임명하고, 1947년 2월 6일에는 민정장관도 韓國人으로 임명함과 동시에(安在鴻), 1947년 5월 17일자 美軍政法令 제141호 "南朝鮮過渡政府의 명칭"에 의해서 南朝鮮의 駐韓美軍政廳 朝鮮人기구를 「남조선과도정부」(South Korean Interim Government)라고 호칭하게 되어,[19] 이 남조선과도정부 수립으로 駐韓美軍政廳의 美軍人의 수는 더욱 감축되게 되었다. 1946년 10월 현재, 美軍人장교가 958명, 사병이 2,330명, 합계 3,288명인데 대해서 민간인이 433명이던 것이, 점차 美軍人은 감소하고 민간인은 증가하여, 1948년 8월 15일 현재 美軍人장교가 344명, 사병이 1,669명, 합계 2,013명인데 대해서 민간인은 857명으로 나타나고 있다(표 Ⅴ-8).

〈표 Ⅴ-8〉 駐韓美軍政廳의 美軍人 및 민간인 직원수(1946년 10월~1948년 8월)

년	월	美軍장교	美軍사병	민간인	합계
1946	10	958	2,330	433	3,721
	11	932	2,512	491	3,935
	12	870	2,376	520	3,766
1947	1	869	2,518	570	3,957
	2	851	2,428	589	3,868
	3	835	2,211	599	3,868
	4	715	1,844	623	3,182
	5	688	1,784	624	3,096
	6	656	1,898	643	3,197
	7	592	1,789	669	3,050
	8	553	1,683	655	2,891
	9	534	1,641	651	2,826
	10	500	1,376	682	2,558
	11	483	1,393	750	2,626

19) Official Gazette, HQ, USAMGIK, Ordinance No. 141, Office of the Military Governor, 17 May 1947.

	12	471	1,315	794	2,580
1948	1	468	1,450	839	2,757
	2	482	1,230	871	2,583
	3	464	1,332	954	2,740
	4	547	1,469	1,025	3,041
	5	501	1,485	1,017	3,003
	6	441	1,742	995	3,178
	7	367	1,691	900	2,958
	8(15일)	344	1,669	857	2,870

자료 : *South Korean Interim Government Activities,* United States Army Military Government in Korea, No. 34, July–August 1948, Part Ⅴ, Section Ⅰ(cited from Military Government G–1).

1947년 12월 1일 현재 南韓의 공직자의 수는 다음과 같다(표 Ⅴ–9).

〈표 Ⅴ-9〉 南韓(駐韓美軍政廳의 중앙 및 지방정부)의 全공직자수

(1) 중앙정부

1947년 12월 1일 현재

부·처	공직자수	부·처	공직자수
민정장관실	8	통위부	95
외무처	60	노동부	69
서무처	830	사법부	275
인사행정처	74	공보부	304
중앙가격행정처	54	보건후생부	968
중앙식량행정처	46	경무부	704
중앙경제위원회	25	토목부	228
농무부	403	운수부	38,058
상무부	574	재무부	325
체신부	14,565	구빈위원회	95
문교부	196	합계	57,955

자료 : Office of Korea Civil Service(Cited from South Korean Interim Government Activities, United States Army Military Government in Korea, No. 28, January 1948, Part Ⅴ, Section 1).

※ 남조선과도정부, 통위부 군인군속, 및 임시직은 제외된 숫자임.

(2) 지방정부

도별	도	군·구	읍·면	세무서	학교	기타	합계
서울시	1,058	992(구)	0	0	3,360	1,337	6,747
경기도	724	2,521	3,007	736	4,494	967	12,449
충청북도	353	609	1,405	141	3,081	419	6,208
충청남도	535	808	2,397	228	4,772	573	9,313
전라북도	494	1,160	2,739	283	3,640	604	8,920
전라남도	550	1,443	3,694	369	6,810	526	13,392
경상북도	646	1,611	3,779	441	5,898	965	13,340
경상남도	591	2,220	4,070	459	7,602	1,024	15,966
강원도	439	520	1,409	184	2,271	464	5,287
제주도	128	40	239	26	515	115	1,063
합계	5,518	11,924	22,739	2,867	42,443	6,994	92,485

자료 : Office of Korea Civil Service(Cited from *South Korean Interim Government Activities,* United States Army Military Government in Korea, No. 28, January 1948, Part Ⅴ, Section 1).
※ 제복 경찰관은 제외된 숫자임.

이 美軍政당국의 한국화정책은 1946년 5월 8일 제1차 미·소공동위원회가 결렬되어, 조속한 韓國독립을 원하고 있던 한국민의 불만이 고조되면서 촉진되게 되었던 것이다. 이러한 美軍政당국의 한국화정책에 따라, 보건의료행정업무를 맡았던 보건후생부장도 美軍人·韓國人 공동부장제로 바꾸어지게 되었다.

駐韓美軍政廳의 직원임면에 있어서는 부·처장을 위시해서 奏任官級 이상의 국·과장 기타 모든 직원에 대한 임면권을 미군정장관이 장악했다. 1947년 12월 현재, 駐韓美軍政廳의 직원 57,955명중 보건후생부 직원도 968명이었는데,[20] 이들도 奏任官級 이상은 모두 미군정장관이 임명하였다. 군정장관에 대한 인사행정관계 보조기관은 인사행정처였다. 인사행정처는 1946년 4월 20일자 美軍政法令 제69호 "인사행정처의 직능규정에 관한 건"에 의해

20) Office of Korea Civil Service(Cited from *South Korean Interim Government Activities,* United States Army Military Government in Korea, No. 28, January 1948, Part Ⅴ, Section 1).

서 그의 직무가 규정되었다.[21] 동 인사행정처가 설치되기 전에는 조선총독부 관방 인사과의 후신인 美軍政廳 관방 인사과에서 인사행정을 맡았다. 군정장관은 중앙의 美軍政廳의 직원만이 아니라 지방의 奏任官級 이상의 각 道의 직원에 대한 임면권도 행사했다. 그러나 1946년 11월 15일자 美軍政法令 제126호 "道 및 기타 지방의 관공리, 회의원의 선거"에 의해서, 道知事, 府尹, 郡守, 島司, 邑長, 面長, 道會議員, 府會議員, 邑會議員, 面會議員을 주민이 선거하도록 규정하였는데,[22] 이 선거를 위한 절차법이 남조선과도입법의원에서 마련되지 않아서, 실제 선거는 이루어지지 않았다. 1947년 3월 15일자 美軍政法令 제135호 "관공리임면"이 제정됨으로써, 종래 중앙의 美軍政廳과 지방 각 道의 전직원에 대한 군정장관의 임명권(및 해임권)이 아래와 같이 분권화되었다(남조선과도입법의원이 美軍政法令 제126호에 의한 관공리선거에 관한 절차법〈보통선거법〉을 제정할 때까지의 한시법령으로 함).[23]

① 민정장관급 이상의 행정관 : 조선과도입법의원의 인준을 조건으로 군정장관이 임명함.

② 각 부·처장, 도지사, 서울특별시장은 민정장관의 추천에 의하여 군정장관이 임명함. 민정장관은 조선인 부·처장 과반수의 추천으로 상정함.

③ 각 道 및 서울특별시의 직원 임명은 각 도지사 및 서울특별시장이 행함. 단 현행법이 요구하는 경우에는 인사행정처장

21) *Ordinance No. 69,* HQ USAMGIK, Office of the Military Governor, 20 April 1946.
※ 각 道에는 도인사처를 두고 도의 인사를 맡게 했는데, 동 처에는 처장 1인 밑에 서무과, 직제과, 고시과, 조사과 및 보임과를 두고, 인원은 11명을 배치토록 했다(*Civil Service Circular No. 1,* HQ USAMGIK, Office of the Military Governor, 15 May 1946).

22) Office Gazette, HQ, USAMGIK, *Ordinance No. 126,* Office of the Military Governor, 15 November 1946.

23) Office Gazette, HQ, USAMGIK, *Ordinance No. 135,* Office of the Military Governor, 15 March 1947.

의 승인을 요함.

④ 각 부·처내의 직원은 각 부·처장이 임명하되, 현행법이 요구하는 경우에는 인사행정처장의 승인을 요함.

따라서 1947년 3월 15일 이후는 駐韓美軍政廳의 보건후생부의 직원은 동 부장이 임면하고, 각 道의 보건후생국의 직원은 도지사가 임면하게 된 것이다(서울특별시의 경우는 동 시장이 임면). 이 결과 駐韓美軍政廳의 보건의료행정 담당직원에 대한 임면권은 중앙이나 지방 다같이 韓國人에 의해서 이루어지게 된 것이다.

Ⅲ. 공직 및 보건의료행정직의 분류

駐韓美軍政廳에 근무하는 직원은 官吏(Civil Service Employees)와 임시직원(Casual Employees)으로 이분되고, 후자는 월급직원(Monthly Employees)과 일급노무자(Day Laborers)로 나뉘어졌다.[24] 관리의 등급은 1945년 11월 27일자 민정인사회람 제2호 "朝鮮官吏等級"(Korean Ranks in Civil Service)에 의해서 高等官 勅任, 奏任, 및 判任으로 구분되었다.[25] 이것은 조선총독부시대의 관등인 親任官, 勅任官, 奏任官(이상 高等官), 判任官 및 屬을 준용한 것이다. 美軍政廳의 관리등급을 이와 같이 나눈 것은 조선총독부시대의 계급제(rank system)를 답습한 것이라 할 수 있다. 그러나 駐韓美軍政廳은 美國의 직위분류제(Position Classification System)를 본따서, 1946년 5월 16일자 "인사행정규정"(Rules for the Administration of the Position Classification) 제2호에 의거하여, 군정청 관리를 직위분류제에 의해서 직무와 책임의 정도에 따라 분류토록 했다.[26]

24) *Civil Service Circular No. 3,* HQ, USAMGIK, Office of the Military Governor, 14 December 1945.

25) *Civil Service Circular No. 2,* HQ, USAMGIK, Office of the Military Governor, 27 November 1945.

26) *Rules No. 2,* HQ, USAMGIK, Office of Korea Civil Service, 16 May 1946.

동 규정에 의하면, 공직(중앙정부 및 지방정부 공무원 포함)의 부문(Services)을 ① 서기적·행정적·회계적 부문(CAF : The Clerical, Administrative and Fiscal Service), ② 전문적 및 기술적 부문(P & T : The Professional and Technical Service), ③ 수련적·방위적·보관적 부문(CPC : The Crafts, Protective and Custodial Service), 및 ④ 제외부문(ES : The Excepted Service), 4개부문으로 나누고(①~③은 경력직에 해당하고 ④는 비경력직에 해당함), 경력직인 ①~③의 직위(Position)과 그의 등급(Grades)을 정하였다(부록 3 참조). 등급은 1~15등급으로 하였으나 직위(직명)의 종류에 따라 등급이 달랐다.

보건의료행정업무를 담당한 중앙의 보건후생부와 지방 道의 보건후생국의 직제를 알 수 없어 구체적으로 위의 기구에 어떠한 직위(positions)가 배정되었는지는 알 수 없으나, 駐韓美軍政廳의 보건후생부에 총무국, 예방의학국, 약무국, 의무국, 수의국, 간호사업국, 구호국, 주택국, 후생시설국, 조사분석국, 고용인후생국, 미국적십자시민구호국, 보건위생국, 치의무국, 생정국, 연구국 및 부녀국이 설치되고,[27] 道의 보건후생국에 의무과, 약무과, 예방의학 및 생정과, 위생시설과, 수의과, 및 후생과를 두었던 점에서,[28] 동 인사행정규정에 정해진 직위중 많은 직위가 배정되었던 것으로 추측된다. 중앙의 駐韓美軍政廳의 경우, 각 부문에 배정된 직위를 다음과 같이 추측해 볼 수 있을 것이다.

① 서기적·행정적·회계적 부문의 직위는 거의 대부분이 포함되었을 것이다.

② 전문적·가술적 부분의 직위는 세균기사, 부세균기사, 생물기사, 부생물기사, 생물측정사, 부생물측정사, 화학사, 부화

---

27) 朝鮮通信社, 「一九四七年版 朝鮮年鑑」(서울, 1946), p. 41.

28) Office Gazette, HQ, USAMGIK, *Ordinance No. 114*, Office of the Military Governor, 23 October 1946.

학사, 치과위생사, 화학기사, 치생기사, 보건교육사, 의무조원, 간호상담원, 학생간호원, 영양기사, 조료원, 병리사, 부병리사, 과학사 등이 배정되었을 것으로 추정된다.

③ 수련적・방위적・보관적 부문의 직위도 일부 배정되었을 것으로 추측된다.

그러나 이 직위분류제는 급속히 시행되었고, 당시 관료의 인식이 부족했기 때문에 제대로 실시되지는 못하였다.

제5절 駐韓美軍政廳의 보건의료행정재원의 확보 및 배분

Ⅰ. 재정의 빈곤상태

美軍政期의 재정의 특징은 재정수요는 극히 많은데 이를 조달할 길이 없어서, 美國원조에 크게 의존하고 있었다는 점에 있었다. 그래서 보건의료비 수요도 매우 컸으나, 이의 조달방법이 없어서 美國의 원조에 기대지 않을 수 없었다. 재정수요의 급증은 8・15解放과 남북분단으로 인하여, 남북경제가 파탄되고 월남민과 해외동포의 귀환으로 국가의 복지비가 급격히 팽창했기 때문이었다. 8・15解放당시, 南北韓의 제조공업자본이 94%나 日本人 소유였기 때문에,[29] 8・15解放으로 인하여 日本자본이 빠져나감으로써, 南韓은 큰 타격을 입게 되었던 것이다. 美軍政期間중 재정수요가 급증한 것은 전술한 바와 같이 경제파정과 사회혼란으로 인하여 국가부조대상자가 증가한 점이었다(제Ⅳ장 제1절 참조). 이러한 월남민 및 해외귀환동포, 실업자, 질병자, 빈곤자 등 요구

29) 朝鮮銀行調查部編, 「朝鮮經濟年報」(서울, 1948), p. Ⅰ-100.

호자(표 Ⅴ-10)의 구호를 위한 재정수요와 더불어 남북분단에 따른 좌우대립으로 인한 치안비 등이 국가재정에 큰 압박을 가하고 있었다.

〈표 Ⅴ-10〉 南韓의 구호자 數(1945년 8월 15일~1946년 12월 31일)

단위 : 1,000세대/人

구분		공공구호	전재구호	응급구호	재해구호	총수
요구 호자	세대	120.6	291.7	217.6	62.2	692.3
	인원	387.2	1,189.3	1,013.2	293.6	2,883.4
피구 호자	세대	32.1	657.6	127.5	30.8	848.2
	인원	109.4	3,638.4	593.7	131.2	4,472.8
합계	세대	152.7	949.4	345.2	93.1	1,540.5
	인원	496.6	4,827.8	1,607.0	424.8	7,356.3

자료 : 朝鮮銀行調査部編, 「朝鮮經濟年報」(서울, 1948), p. Ⅰ-10.

駐韓美軍政廳(남조선과도정부 포함)의 정부예산은 적자예산으로 편성되었다. 美軍政 초기 회계연도인 1945년 10월부터 1946년 3월까지의 예산은 적자가 약 10억원(세입 8억 7천만원, 세출 18억 6천만원)으로 되어 있었다. 1946회계년도의 예산은 예산적자가 38억원(세입 80억원, 세출 118억원)이었고, 결산은 적자가 85억원(세입 25억원, 세출 130억원)이었다. 1947회계연도 예산은 적자가 40억원(세입 154억원, 세출 194억원)이고, 결산은 적자가 162억원(세입 30억원, 세출 192억원)으로 되어 있었다. 남조선과도정부의 1948회계연도(大韓民國政府 탄생후인 9월말에 종료) 전반기 6개월간의 예산과 결산도 95억원의 적자예산과 37억원의 적자결산을 보았다(표 Ⅴ-11).

〈표 V-11〉 駐韓美軍政廳의 세입 · 세출예산 및 결산액(1945~1948년)

단위 : 1,000원

회계년 / 세출입별	1945년(1945.10~1946.3)		1946년도		1947년도		1948년(1948.3~1948.9)	
	예산액	결산액	예산액	결산액	예산액	결산액	예산액	결산액
세출 총액(A)	1,579,624	1,868,356	11,800,212	13,365,170	19,445,173	19,235,018	35,119,129	15,263,248
세입 총액(B)	–	872,391	8,613,393	5,517,227	15,434,854	3,000,268	25,558,486	11,480,173
적자액 (B–A)	–	995,965	3,186,818	7,847,943	4,010,319	16,234,749	9,560,612	3,783,074

자료 : 朝鮮銀行調査部編, 「經濟年鑑」(서울, 1949), p. 8(원자료 : 「大韓民國政府施政月報」, 第2號).

※ 美軍政期間의 회계연도는 4월 1일~3월 31일이었음.

그러므로 美軍政期間의 재정의 특징은 재정수요는 큰데 이를 충당할 조세, 기타 재정자원의 결함으로 인하여 적자재정을 면할 수 없었고, 국내의 재정자원 부족을 美國원조에 의존하지 않을 수 없었던 점이다.

美軍政期間중의 美國의 對韓원조는 美陸軍省이 관장하는 ① 점령지역통치 · 구호기금(GARIOA : Government and Relief in Occupied Areas) 원조와 ② 해외잉여물자청산위원회(OFLC) 원조, 2가지가 있었는데, 1945년 9월~1948년 12월까지의 양 원조액은 434백만불이며, 이 가운데서 전자가 409백만불로서 원조의 대부분을 차지하고 있었다(표 V–12). 이들 원조는 표 V–12에서 보는 바와 같이, 대부분이 국민의 소비생활에 충당되었다.

〈표 V-12〉 美國의 GARIOA 및 OFLC 대한원조액
(1945년 9월~1948년 12월)

단위 : 1,000불(미)

구분	GARIOA원조					OFLC 차관	총액	비율 (%)
	1945년	1946년	1947년	1948년	소계	1947년		
식료품	3,064	21,551	77,574	67,698	170,427	132	170,559	39.2
농업용공급품	0	6,983	31,394	38,609	76,986	0	76,986	17.7
비가공재료	0	113	3,809	8,093	12,015	88	12,103	2.7
석유생산	36	4,494	5,227	10,185	19,942	405	20,347	4.6
고체연료	1,294	7,730	8,984	15,326	33,334	0	33,334	7.6
의료품	0	134	2,096	3,321	5,551	2,060	7,611	1.7
자동차부속품	0	2,269	559	2,566	5,394	3,097	8,491	1.9
건축재료	0	407	2,941	3,280	6,628	1,102	7,730	1.7
화학약품	0	100	171	2,192	2,463	75	2,538	0.5
피복	0	1,674	25,832	14,147	41,653	2,598	44,251	10.2
통신용	0	320	2,163	4,500	6,983	909	7,892	1.6
교육용	0	33	186	571	790	16	806	0.2
수산용	0	0	119	511	630	0	630	0.1
도로공사	0	201	545	312	1,058	1,419	2,477	0.5
해운용	0	0	0	0	0	8,986	8,986	2.0
광공업	0	0	0	502	502	0	502	0.1
관청용공급	0	15	5	345	365	129	494	0.1
전력	0	21	366	1,267	1,654	254	1,908	0.4
철도	0	1,579	10,461	807	12,847	183	13,030	3.0
직물	0	190	848	1,480	2,518	923	3,441	0.8
기타	0	1,683	1,911	3,878	7,472	2,550	10,022	2.3
합계	4,934	49,497	175,191	179,590	409,212	24,926	434,138	100.0

자료 : 韓國產業銀行調査部, 「韓國產業經濟十年史 : 1945~1955」(서울, 檀紀 4288年 : 1955年), pp. 546~547.
朝鮮銀行調査部編, 「經濟年鑑」(서울, 1949), p. 12.

Ⅱ. 보건의료행정비

1945년 9월 8일 美軍이 南韓에 진주하고 南北韓이 분단됨에 따라, 美軍政廳은 1945년 9월말로 일단 日政하의 조선총독부 재정회계를 봉쇄하고, 신규로 동년 10월 1일부터 실행예산을 편성시행하기로 하였다. 이 결과, 1946년 3월말까지의 회계연도에 세출

1,176,675천원, 세입 328,095천원, 약 848백만원의 적자예산을 내게 되었다.[30] 세출총액 11.7억여원이 1945년 10월~1946년 3월의 6개월간의 軍政費로써 계상된 것은 1945년도의 조선총독부 예산 31억원(全韓國)의 반액에 못 미쳤다는 점에서, 명목상으로는 세출의 절제를 의미하고 있다고 볼 수 있지만, 실질적으로는 세입이 전혀 정지되고 모든 행정활동이 일시 마비되었던 이 기간에 있어서 적자지출이었다는 점을 간과해서는 아니 되고, 또한 이것이 동 기간의 통화팽창고 8억여원의 거의 전부를 차지하고 있었음을 무시해서는 안 될 것이다. 이러한 적자재정의 토대위에 편성된 1946년도의 기관별 세입·세출예산은 다음(표 V-13)과 같았다.

〈표 V-13〉 駐韓美軍政廳의 1946년도 기관별 세입 · 세출예산

(1) 세입예산

단위 : 천원

농무부	17,900	0.2%	운수부	810,988	10.1%
상무부	322	0.0	전매국	6,030,105	75.4
문교부	11,357	0.1	조세	722,172	9.0
체신부	27,146	0.3	공보부	1,500	0.0
사법부	390,731				
보건후생부	1,168	0.0	합계	8,013,389	100.0

자료 : 朝鮮銀行調査部編, 「朝鮮經濟年報」(서울, 1948), p. Ⅰ-264~265.

(2) 세출예산

단위 : 천원

기관	세출액	비율	기관	세출액	비율
농무부	1,457,014	12.3%	조선경비대	669,951	5.7%
상무부	499,830	4.2	회계처	45,099	0.4
문교부	386,883	3.3	서무처	385	0.0
재무부	77,467	0.7	국방부	395	0.0
전매국	1,409,466	12.0	외무처	7,036	0.1
체신부	597,900	5.1	총무처	4,356	0.0

30) 朝鮮銀行調査部編, 「朝鮮經濟年報」(서울, 1948), p. Ⅰ-264.

사법부	685,395	5.8	인사행정처	3,752	0.0
경무부	670,245	5.7	기획처	6,219	0.1
보건후생부	415,125	3.5	관재처	53,273	0.5
공보부	22,221	0.2	지방행정처	1,887,297	16.0
운수부	1,983,345	16.8	임시적립금	562,000	4.6
해안경비대	355,540	3.0	합계	11,800,212	100.0

자료 : 朝鮮銀行調查部編, 「朝鮮經濟年報」(서울, 1948), pp. Ⅰ-266.

1947년의 기관별 세입·세출예산 내역은 다음(표 Ⅴ-14 및 Ⅴ-15)과 같다.

〈표 Ⅴ-14〉 駐韓美軍政廳의 1947년도 기관별 세입예산

단위 : 천원

세입경상비		
조세	3,600,000	20.4%
사법부	150,000	0.8
전매국	7,850,000	44.3
운수부	300,000	1.7
관업및관유재산 수입	215,000	1.2
잡수입	619,854	3.5
세입임시금		
차금	2,284,309	12.9
세입회계	17,719,164	100.0

자료 : 朝鮮銀行調查部編, 「朝鮮經濟年報」(서울, 1948), pp. Ⅰ-266.

〈표 Ⅴ-15〉 駐韓美軍政廳의 1947년도 기관별 세출예산

단위 : 천원

기관별	세출액	기관별	세출액
관업비		일반임시비	
운수부	3,000,000	서무처	2,250
전매국	3,087,910	공보부	1,000
소계	6,087,910	농무부	1,198,971
일반경상비		문교부	1,226,442
민정장관실	3,178	상무부	7,480
서무처	62,167	보건후생부	300,000
공보부	47,176	노동부	11,680
인사행정처	12,931	토목부	453,530

농무부	201,029	소계	3,241,864
체신부	750,956	응급비	
외무처	8,471	문교부	200,000
문교부	232,666	상무부	413,500
통위부	1,000,000	보건후생부	300,000
사법부	708,986	중앙물가행정처	9,004
상무부	79,020	중앙식량행정처	140,548
경무부	1,584,562	조선민족청년단	19,629
보건후생부	151,489	조선주택관리처	20,000
재무부	1,699,170	민정장관실부속 후생사무국	2,193
노동부	7,767	소계	1,104,876
토목부	143,232	차금이자	550,000
남조선과도입법의원	35,995	본예산	17,719,164
중앙경제위원회	5,112	추가예산	1,724,945
소계	6,734,513	세출총계	19,444,109

자료 : 朝鮮銀行調査部編, 「朝鮮經濟年報」(서울, 1948), pp. Ⅰ-266.

전술한 바와 같이, 美軍 진주후 처음 예산안이 발표된 것은 1946년 하반기에 들어와서의 일이고, 1945년 9월 9일 美軍이 서울에 진주한 후인 1945년 10월 1일부터 다음해인 1946년 3월 31일까지의 재정수지는 종전의 日帝의 예산편성과는 괴리된 지반위에서 성안되었던 것이다. 그리하여 1946년 3월말까지 駐韓美軍政廳이 신규로 편성시행해온 결과가 1,176,675천원의 세출과 328,095천원의 세입으로서, 결국 848백만원의 적자재정의 결산을 보게 된 점에, 벌써 해방전과 다른 南韓재정의 성격이 배태되었던 것이다. 한편 이러한 재정적자를 내포한 南韓의 경제계는 1946년의 예산편성이 있을 당년의 하반기에는 해방 직후의 89억원으로부터 120억원대의 통화팽창을 초래하였으나, 1946년 4월~1947년 3월까지의 예산편성에 있어서 37억여원의 적자를 보지 않으면 안되게 되었던 것이다.

1946회계연도와 1947회계연도의 세출전체액은 55억원의 현저한 팽창을 보이고 있으니, 그 내용과목을 보면, 일반적으로 농무부, 상무부, 사법부, 체신부, 통위부의 세출비율이 체감되고 있는데 반하여, 세출비율이 1946연도에 비하여 증가된 부문은 문교부, 경무부, 재무부, 보건후생부로서, 대체로 문교부는 국민의무교육실시비, 경무부는 인건비, 재무부는 세무행정보충비 등에 지출되었다.

〈표 V-16〉 駐韓美軍政廳의 1946년도 및 1947년도 기관별 세출예산의 대비

단위 : 천원

기관별	1946년도	비율	1947년도	비율
농무부	1,457,014	12.3	1,400,000	7.9
상무부	499,830	4.2	500,000	2.8
문교부	386,883	3.2	1,659,112	9.4
재무부	77,467	0.6	299,290	1.7
전매국	1,409,446	11.9	3,087,910	17.4
체신부	597,900	5.0	750,956	4.3
사법부	685,395	5.8	708,986	4.0
경무부	670,254	5.6	1,584,562	8.9
보건후생부	415,125	3.5	791,999	4.5
지방행정처	1,887,297	15.9	1,399,877	7.9
운수부	1,983,345	16.8	3,000,000	16.9
통위부	1,025,491	8.6	1,000,000	5.6
기타	704,765	6.6	1,536,472	8.7
합계	11,800,212	100.0	17,719,164	100.0

자료 : 朝鮮銀行調査部編, 「朝鮮經濟年報」(서울, 1948), pp. Ⅰ-267.

〈표 V-17〉 駐韓美軍政廳 정부예산의 기능별구조(1945년도~1948년도)

단위 : 백만원

기능 \ 연도	1945		1946		1947		1948	
	결산액	%	결산액	%	결산액	%	결산액	%
행정비	544	30.5	1,193	11.0	971	7.7	212	6.8
지방행정비	-		-		8	0.1	25	0.8
사법 및 경찰비	242	13.3	713	6.4	2,482	19.4	445	14.2
국방비	-		826	7.3	1,679	13.2	809	25.8
교육비	46	2.6	1,021	9.2	1,636	12.9	274	8.8
보건사회비	113	6.3	730	6.5	652	5.1	152	4.9
농림업비	87	4.2	607	5.4	1,199	9.4	214	6.8

상공업비	41	2.3	419	3.8	444	3.5	217	6.9
지방재정비	430	24.2	1,340	11.9	1,408	10.9	188	6.0
공공사업비	–		432	3.9	454	3.6	176	5.6
징세비	105	5.9	229	2.1	280	1.4	47	1.5
국채비	–		–		550		–	
기타	–		3,111	27.7	174	1.4	–	
소계	1,603	90.0	10,620	95.1	11,947	93.4	2,758	88.1
타회계 전입	178	10.0	550	4.9	840	6.6	372	11.9
교통사업	49				389		281	
통신사업	129		550		451		91	
합계	1,781	100.0	11,170	100.0	12,787	100.0	3,130	100.0

자료 : 韓國産業銀行調査部, 「韓國産業經濟十年史 : 1945~1955」(서울, 檀紀 4288年〈1955年〉), p. 400.

그러면, 위의 軍政廳 세출예산중 보건의료행정비로 투입된 경비는 얼마나 되는지는 정확한 통계가 없어서 알 수 없으나, 전체 세출예산중 보건사회비 가운데서 이를 추측하는 수밖에 없다. 1945~1948회계연도간의 세출예산중 보건사회비는 결산 또는 예산액이 1945년에 1억1천만원 1946년에 7억3천만원, 1947년에 6억5천만원, 1948년에 1억5천만원, 합계 16억여원이 되고 있다(표 Ⅴ-17).

보건의료행정비는 駐韓美軍政廳 보건후생부의 예산에 내포되기 마련인데, 보건후생부의 1947회계연도 세출예산이 632,661천원이고(표 Ⅴ-18), 그 가운데서 구호비 210,400천원과 남하동포구제예산비 300,000천원, 합계 510,400천원을 공제한 122,261천원 정도가 보건의료행정비에 해당된다고 추측할 수 있다(물론 이 구호비와 남하동포구조대책비중에도 보건의료행정적 성격의 경비가 포함되어 있을 것임).

1947회계연도 보건후생부의 전체 지출예산 632,661천원에 대한 보건의료행정비 122,261천원은 그의 약 19.3%가 되는 금액이며, 駐韓美軍政廳의 전체 지출예산 17,719,164천원에 대한 비중은 0.7%밖에 되지 않는 금액이다. 따라서 駐韓美軍政廳은 예산규모

면에서 보건의료에 대하여 극히 적은 정책비중을 두고 있었다고 할 수밖에 없다. 그러나 이것은 재정수입원의 제약과 국방·치안상의 큰 지출수요로 인한 불가피한 결과였다.

〈표 V-18〉 駐韓美軍政廳 보건후생부의 세출예산의 세부내용(1947년도)

단위 : 천원

과목	비목	금액	과목	비목	금액
관업비				생약생산장려비 보조	2,000
일반 경상비	보건소설치비	2,134		가축전염병예방 및 질병치료비	13,484
	항만검역소설치비	5,126		우육위생비 보조	3,119
일반 임시비	생정통계사업비	2,400		구호비	210,400
	도립병원비보조비	15,523		구충비 보조	2,400
	나병원비 보조	15,400		보호시설수용구호비 보조	32,850
	방역비	25,000	응급비	남하동포구제대책비	300,000
	보건소설치비 보조	2,825	합계		632,661

자료 : 朝鮮銀行調査部編, 「朝鮮經濟年報」(서울, 1948), pp. Ⅰ-267~268.

제6절 駐韓美軍政廳의 보건의료활동

정부의 보건의료활동은 대체로 의료보험(medical insurance), 의료부조(medical assistance) 및 공공보건의료서비스(medical services)로 범주화할 수 있다. 현재 韓國에서는 건강보험법과 공무원 및 사립학교교직원의료보험법에 의해서 의료보험을 실시하고 있고, 의료보호법에 의해서 의료부조(의료보호)를 실시하고 있으며, 보건소법, 의료법 기타 등에 의해서 공공 보건의료서비스를 제공하고 있다. 그러나 美軍政期에는 의료보험제도는 마련되지 않았고, 의료보호와 공공 보건의료서비스만을 시행하고 있었다. 의료보호도 조선총독부 제령 제12호인 1944년(昭和19년) 3월 1일의 조선구호령에 의해서[31] 이루어지고 있었는데(1945년 9월 2일자 在朝鮮美國陸軍司令官 John R. Hodge 중장의 포고 "南韓民衆 각위에게 고함"과 1945년 11월 2일자 美軍政法令 제21호에 의해서 美軍政시대에도 이 조선구호령의 효력이 지속됨),[32] 당시 사회적 혼란과 행정력의 빈곤으로 의료보호 대상자의 사정이 어려워, 특정범주인(노인, 유아, 질병 기타 빈곤자)을 대상으로 한 의료보호는 유명무실했고, 주로 일반인을 대상으로 한 공중보건(public health)활동에 치중되고 있었으며, 공중보건활동도 주로 전염병 방역활동과 월남민 및 해외귀환동포에 대한 방역에 그치고 있었다. 방역도 전염병예방주사 시행과 DDT(dichloro-diphenyl-tric- hloroethane) 살포가 큰 보건의료활동이었다.

駐韓美軍政廳이 시행한 보건의료활동을 (1) 연합군최고사령부(GHQ, SCAP)의 "日本과 韓國에서의 비군사부문활동요약보고서", 미군태평양최고사령부(GHQ, CICUSAF, Pacific)의 "韓國에서의 美軍政활동요약보고서", 미극동군최고사령부(GHQ, CIC, Far East)의 "韓國에서의 美軍政활동요약보고서" 및 駐韓美軍政廳(USAMGIK)의 "남조선과도정부활동보고서"에 언급되어 있는 駐韓美軍 내지 駐韓美軍政廳의 보건의료활동에 관한 내용에서도 주로 전염병의 치료와 방역활동이 주요내용을 이루고 있다.

駐韓美軍政廳의 보건의료 활동상황을 보면(표 V-19), 전염병 방역활동같은 것은 전 軍政기간에 걸쳐 시행되고 있으나(DDT살

31) "조선구호령"은 日本의 구호법을 기본으로 하고, 이에 모자보건법과 의료보호법을 부분적으로 첨가해서 만든 구호에 관한 법으로서, 노인, 유아, 임산부, 불구폐질자, 질병·상병자 기타에게 생활부조, 의료, 조산 및 생업의 부조를 하도록 한 조선총독부의 制令이다.

32) *Ordinance No. 21*, HQ, USAFIK, Office of the Military Governor, 2 November 1945.

포, 전염병 방역주사 실시 등), 1947~1948년에 들어와서는 의학교육, 성병크리닉 설치, 마약퇴치, 위생조사, X-Ray기계 구입, 결핵검진, 공중보건소 설치 등과 같은 보다 근원적인 보건의료활동을 전개하고 있는 경향을 보이고 있다.

〈표 V-19〉 駐韓美軍政廳의 보건의료활동 상황

年月 / 事項	1945		1946												1947												1948						
	11	12	1	2	3	4	5	6	7	8	9	10	11	12	1	2	3	4	5	6	7	8	9	10	11	12	1	2	3	4	5	6	7~8
豫防藥 배포	○																																
DDT 살포	○	○	○	○	○	○	○									○																	
專門職 훈련	○																																
傳染炳地域 通行統制	○						○																										
情病退治協會 구성	○																																
傳染炳豫防藥 수입 및 배당	○				○	○			○	○							○																
傳染炳豫防注射 실시 등 防役活動		○	○	○		○	○			○					○	○	·	○	○	○		○		○				○		○	○		○
防役班 編成 및 활동		○					○									○																	
大淸掃 실시				○								○																					
水道配管施設 개선					○																												
港口檢疫					○																												
傳染炳地域 給水中斷							○																										
出港 통제							○															○											
實驗室 醫學硏究						○																											
學生 身體檢査							○																										
健康 콘테스트							○																										
모기, 파리, 쥐 退治운동							○						○											○	○								
豫防注射藥 生産								○		○		○	○																				
비타민 수입											○																						
醫師에 대한 醫學講義														○																			
官吏에 대한 出生統計講義														○	○																		
牲炳크리닉 설치															○																		

痲藥退治 운동															○																	
콜레라 豫防功勞者 표창																○																
食堂 등의 衛生檢査																						○										
X-Ray 기계 수입																									○							
結核 檢診																									○							
性病退治 운동																										○						
公衆保健所 설치																											○					
性病治療센타 설치																											○					
콜레라 防疫計劃 완성																												○				

資料 : 부록 4(駐韓美軍政廳의 보건의료활동 사례)에 의거하여 작성함(사항에 해당되는 곳에 ○표함).

위의 기록(부록 4)을 통해서, 당시 南韓에는 콜레라, 말라리아, 티프스, 장티프스, 천연두 등이 만연되고 있었으며, 駐韓美軍政廳은 이의 예방과 퇴치를 위해서 많은 행정력을 동원하였음을 알 수 있다. 그러나 당시의 질병예방과 퇴치의 방편은 예방주사 실시와 페니실린주사와 DDT살포 등이 주된 것이었고, 이것도 약품과 전문인력의 부족으로 제대로 시행되지 못하였으며, 많은 의약품이 美國으로부터 도입되지 않을 수 없었다.

당시 駐韓美軍政廳의 보건의료활동은 南韓民에 대한 일반 질병의 예방 및 퇴치라는 것보다는 주로 전염병의 예방 및 퇴치에 주된 역점을 두고 있었던 것이다. 그러나 비록 전염병의 예방 및 퇴치에 주된 보건의료활동이 집중되지 않을 수 없었지만, 이러한 노력의 결과로 1945~1946년에 비해서 1948년에는 전염병 발생율이 현저히 감소된 것은 사실이다. 특히 남조선과도정부 수립후에는 전염병 통제 프로그램이 1947년 11월부터 시작되는데 이러한 노력으로 현격하게 발병률이 줄어든 것이 바로 발진티푸스, 장티푸스, 천연두 등이었다.[33]

駐韓美軍政廳(보건후생국~보건후생부)의 보건의료정책방향은 南韓에 보건의료에 관한 서구적인 지식기술과 위생기준에 따라 南韓의 보건의료상태를 개선하려는 데에 두고 있었다. 이 결과 罹病者의 수가 감소되고 사망자수도 줄어들었다. 그러나 이 당시의 사망률(특히 영유아의 사망률)은 매우 높았다(표 V-20).

0~4세의 사망자가 1948년 6월 30일 현재의 인구 312만 4천명 중에서 8만 4천명으로서, 1,000명당 26.9명이 사망한 것은 다음의 통계(표 V-21)에서 보는 바와 같이 1946년 4~12월 사이의 출생아가 34,570명이고 173,453명이 사망했으며, 그 가운데서 1년 미만아가 18,187명이 사망한 것에 비교하면, 영유아 사망률이 1946년에 비해서 1948년에 크게 감소하여 있음을 추측할 수 있다.

美軍政期間중 이병률과 사망률이 감소한 것은 駐韓美軍政廳의 보건의료활동의 결과로 볼 수 있으며, 이러한 보건의료활동은 대체로 ① 의사의 증원 및 교육훈련, ② 간호원의 증원 및 교육훈련, ③ 의료시설 및 조직의 확충, ④ 약품의 수입 및 국내증산에 힘입은 것이었다고 할 수 있다.

〈표 V-20〉 南韓의 연령별 사망률

1948년 추정통계

연령	1948년 6월 30일 현재 인구	사망자수	1,000명당 사망률
0~4	3,124,000	84,240	26.9
5~9	2,792,900	15,600	5.2
10~14	2,308,500	5,980	2.6
15~19	1,943,000	7,020	3.6
20~24	1,712,700	9,100	5.3
25~29	1,473,200	8,320	5.6
30~34	1,338,300	8,500	6.4
35~39	1,208,000	9,600	8.0
40~44	964,200	9,620	10.0

33) 손영남, "미군정기 남조선과도정부의 활동 : 중앙행정부를 중심으로", 「서울대학교 대학원 석사학위논문」, 2001.

45~49	864,500	10,920	12.6
50~54	746,600	11,700	15.7
55~59	644,100	14,300	28.8
60~64	478,900	13,780	28.8
65~69	363,900	15,600	42.9
70~74	186,600	12,480	66.9
75~79	104,300	11,960	114.7
80~84	34,200	6,240	182.4
85~89	9,800	2,860	291.8
90 이상	2,100	2,080	990.5
합계	20,300,000	260,000	

자료 : *South Korean Interim Government Activities,* United States Army Military Government in Korea, No. 34, July-August 1948, Part Ⅰ, Section 1, table 5.

<표 V-21> 南韓의 출생아 및 사망아 통계

1946년 4월~12월말

도별	출생아수			사망자수			1년미만 아 사망	사산
	총수	남	여	총수	남	여		
南韓	234,570	125,655	108,915	173,453	93,456	79,997	18,187	1,241
서울시	24,957	12,803	12,154	9,544	4,904	4,640	2,436	705
경기	43,911	23,283	20,628	26,642	13,952	12,690	4,217	234
충북	10,318	5,640	4,678	9,053	4,942	4,111	790	11
충남	20,254	11,258	8,996	16,397	8,790	7,607	1,400	25
전북	12,792	7,051	5,741	11,085	6,143	4,932	680	8
전남	14,869	8,050	6,819	11,285	6,408	4,877	462	18
경북	37,824	20,471	17,353	31,411	17,037	14,374	1,999	42
경남	53,713	28,448	25,265	45,247	24,314	20,933	4,861	184
강원	15,932	8,851	7,281	12,786	6,960	5,633	1,342	14

자료 : 朝鮮通信社, 「一九四八年版 朝鮮年鑑」(서울, 1947), pp. 348~349.

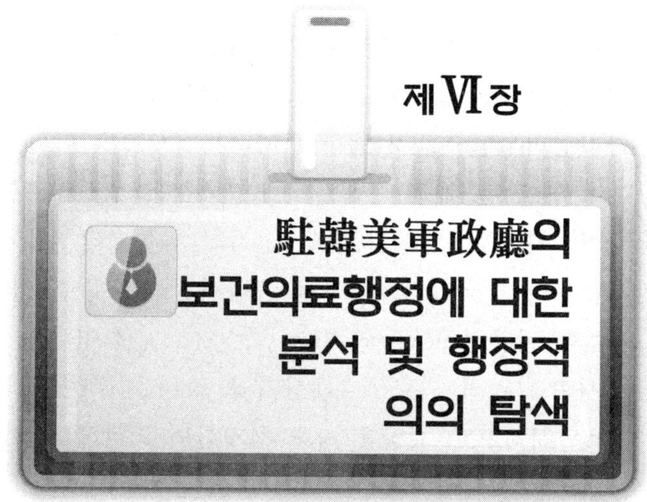

제1절 駐韓美軍政廳의 보건의료행정에 대한 분석

제Ⅱ장 제2절에서 논급한 국민보건의료서비스에 관한 관점을 자본주의사회의 잉여적 모형(Residual Model) 및 제도적 모형(Institutional Model)과 사회주의사회의 구조적 모형(Structural Model)으로 三元化시켜, 駐韓美軍政廳의 보건의료행정기조가 어느 모형에 해당하는가를 Ramesh Mishra가 제시한 복지모형의 비교척도를 준용하여[1)] 분석하여 보기로 한다.

Ⅰ. 보건의료행정기조

1. 개인의 보건의료요구 충족에 대한 국가관여책임

보건의료요구에 대한 국가의 관여는 구조적 모형에서는 北韓에서와 같이 보건의료를 전적으로 국가가 책임을 지고 국가관여에 의해서 국가경비부담으로 시행하고(따라서 의료보험이나 의료보호의 구분이 있을 수 없음), 제도적 모형에서는 보건의료를 제도화하여 국가, 기업주, 당사자 본인 삼자의 공동경비부담에 의한 보험형태를 통하여 국가의료요구를 충족시켜주는 한편 의료보호제도를 통하여 빈곤선(poverty line) 즉, 저소득선 이하의 범위에 들어가는 사람(韓國의 의료보호대상자와 같은 경우)에게 대해서만, 국가가 원칙적으로 책임을 지고 최저한의 의료혜택을 제공하며, 잉여적 모형에서는 이러한 의료보험이나 의료보호와 같은 제도적 장치를 마련하지 않고 원칙적으로 시장원리에 의해서 보건의료요구를 충족시키되 이 본인부담에 의한 요구충족이 불가능할 때에 한해서 국가가 보건의료혜택을 제공하는 것이다.[2)]

駐韓美軍政廳의 보건의료행정은 국민의 보건의료요구(needs)에 대한 국가의 책임이 최소에 그치고, 국민의 보건의료요구는 전적으로 개인의 책임하에 충족되었으며, 법체계논리상으로는 日政期의 「조선구호령」의 효력이 지속되어 빈곤민에 대한 개별적 보건의료보호는 실시할 수 있도록 되어 있었으나, 실질적으로는 재정의 부족 및 행정력의 빈곤과 더불어 사회정치적 혼란으로 개별적 보건의료보호는 거의 실시되지 못하고, 다만 駐韓美軍政廳의 공중보건활동에 의해서(그것도 미미했지만) 간접적인 보건의료혜택을 입고 있는 데 불과했다. 따라서 駐韓美軍政廳의 보건의료행정기조

---

1) *Ramesh Mishra, Society and Social Policy : Theories and Practice of Welfare* (London and Basingstoke : The Macmillan Press, LTD, 1981), pp. 100~163.

2) *Ibid.*

는 제도적 모형이기 보다는 정부책임이 최소적(minimal)인 잉여적 모형에 기초하고 있었다고 할 수 있다. 駐韓美軍政廳의 구체적 개인에 대한 정부의 복지적 의미의 보건의료활동은 원칙적으로 거의 없었고, 다만 전염병의 예방 내지 퇴치활동과 관련하여 전염병 罹患者를 치료해 주는 정도였다. 그것도 전염병 예방주사나 DDT 또는 페니실린주사약 기타 약품의 부족으로 그것도 여의치가 않았다. 당시 사회적으로 중요한 의미를 지니고 있었던 월남민 및 해외귀환동포에 대한 방역 내지 보건의료활동은 큰 비중을 차지하고 있었지만, 이것도 공중보건적 차원을 벗어난 것은 아니었다. 그래서 빈곤자 기타 罹病者에 대한 정부의 복지적 차원에서의 공공적 보건의료활동은 거의 전무한 상태였다. 국가와 기업주와 당사자본인 三者의 공동협력에 의해서 이루어지는 의료보험도 없었다. 1948년 현재, 의사 1인당 인구는 6,500명이고, 병원은 53개(관립 6개, 공립 36개, 사립 11개)로서, 국민보건의료에 대한 정부의 직접적 책임부담은 불가능한 것이었다. 그래서 제도적 모형에서와 같은 의료보험이나 확연적 의료보호의 실시 같은 것은 없었고, 질병자는 국가의 지원 없이 시장경제의 논리에 의해서 자비부담으로 치료를 해결할 수밖에 없었으며, 그것도 당시의 경제적 빈곤으로 인하여 일반 국민은 거의 의료수혜권에서 제외되어 있었고, 질병이 심한 경우 민간의약이나 韓醫에 의존할 수밖에 없었던 것이다.

2. 요구에 의거한 보건의료혜택의 배분여부

국가의 보건의료서비스는 구조적 모형에 의해서는 개인의 요구(needs)에 따라 국가가 무제한으로 보건의료서비스를 제공하게 되고, 제도적 모형에서는 개인의 실적(merit)이나 노동량(work)에 의거하여 보건의료서비스를 공여하는 데 대해서(따라서 개인의 요구는 제2차적인 배분기준이 됨), 잉여적 모형에서는 개인의 요구가 한계화(marginalization)되어 보건의료서비스 제공상 거의 무시되게 된다.[3)] 제도적 모형의 대표적 사례가 의료보험제이다.

앞에서 논급한 바와 같이, 개인의 보건의료부담이 거의 시장조작에 의해서 이루어지고, 공공적인 정부부담이 거의 전무한 상태였기 때문에, 보건의료는 주로 개인의 실적(소득)에 의해서 유료로 이루어짐으로써, 駐韓美軍政廳의 보건의료행정기조는 제도적 모형이기 보다는 「한계적(marginal)」인 의미밖에 없었던 것이다. 물론 공중보건활동이라고 할 수 있는 전염병의 예방 및 퇴치에 소요되는 정부예산 또는 美國의 원조로 충당이 되었지만, 이것도 미미하였으며, 복지적(배분적) 의미는 없는 것이었다.

구조적 모형하에서는 개인이 필요시 언제든지 공공의료기관에 가면 무상으로 보건의료서비스가 제공되고, 제도적 모형에서는 의료보험제와 같은 것을 통해서 본인의 경비부담(보험료 지불)의 한계내에서 보건의료서비스를 받게 된다. 美軍政期에는 무상의료기관은 전혀 없었고(나병원과 같은 것은 예외임) 의료보험제가 없었기 때문에, 개인의 보건의료요구가 요구제나 실적제 내지 노동량제가 적용될 여지가 전혀 없었다. 물론 빈곤자에 대한 의료서비스가 법제화되고 있었지만, 전혀 실현되지 못하였다. 여유 있는 사람만이 유료제인 개인의료기관에서 시장논리에 따라 의료서비스를 받았다. 의료기관이나 의료인의 수가 적고 또 주로 이들이 도시지역에 편재되어 있었기 때문에, 농촌지역 주민들은 공공 또는 사설의료서비스를 받기가 어려웠다.

3. 보건의료서비스의 범위

보건의료서비스의 범위는 구조적 모형에서는 인간의 질병 전반

---

3) *Ibid.*

에 걸쳐서 구조적으로 이루어지며 개인의 요구에 따라 서비스사 제공되지만, 제도적 모형에서는 서비스의 대상이 되는 질병이 규격화되고 제도화되어 구조적 모형에서 보다 훨씬 제한되며(잉여적 모형보다는 확연되지만), 잉여적 모형에서는 서비스의 대상이 되는 질병이 극히 제한되어 생명에 위험을 주거나 신체에 결정적 타격을 가하게 되는 중병에 대해서만 보건의료서비스가 제공된다.[4] 잉여적 모형에서는 가급적이면 보건의료서비스를 제한하려는 것이기 때문에, 서비스의 대상이 되는 질병의 종류도 가능하면 제한하려는 것이다.

駐韓美軍政廳의 보건의료서비스는 공중보건의 성격을 벗어나지 못했기 때문에, 주로 전염병의 예방 내지 퇴치에 그쳐서 인간의 생명보존이라는 극히 제한된 「제한적(limited)」인 잉여적 모형을 벗어나지 못하였다. 이 당시의 보건의료서비스는 예방주사나 DDT살포 또는 페니실린주사 기타 등을 환자의 생병보존이라는 극히 제한된 보건의료서비스에 제공하는 데 불과했다.

4. 보건의료서비스의 적용대상

공공보건의료서비스가 구조적 모형하에서는 전국민에게 보편화하게 되고, 제도적 모형하에서는 잉여적 모형의 경우보다는 많아지지만 전 국민에게까지 확대되지는 못하며, 잉여적 모형하에서는 극히 제한된 일부의 국민에게만 제공되게 된다.[5] 사회주의 국가에서 전국민에게 보건의료서비스가 제공되는 것이 구조적 모형이며, 제도적 모형에서는 보건의료서비스의 범위가 의료보험제 같은 것을 통해서 많은 국민(중산층)에게 확대되지만, 잉여적 모형에서는 의료보험제가 실시되지 않아서 빈곤자와 같은 일부의 국민에게만 보건의료서비스가 제공된다. 美軍政期에는 산업화가

---

4) *Ibid.*
5) *Ibid.*

되지 않아서 산업조직이 발달되지 못하고 국민(특히 영세 농어상공민)의 소득수준이 낮아서, 의료보험제를 실시할 수도 없었다. 또한 의료기관과 의료인의 수가 적어서, 의료서비스에 접할 기회도 크게 제한되었다.

駐韓美軍政廳의 보건의료서비스는 공중보건적 차원에서 극히 제한된 「소수(minority)」의 사람만을 대상으로 하는 잉여적 모형에 기초하고 있었다. 즉 일반 빈곤자들도 보건의료서비스의 대상에 포함될 수 없었으며(「조선구호령」상으로는 가능하도록 되어 있었지만), 주로 월남동포나 해외귀환동포의 수용소나 전염병 발생 내지 발생가능지역의 주민에 대한 방역 내지 퇴치과정에서 간접적으로 보건의료혜택을 받을 수 있었을 뿐이고, 또한 고아원, 양로원, 나요양원, 결핵환자수용소의 수용자들에 대해서만 보건의료서비스가 제공되었다.

5. 보건의료서비스의 급여수준

보건의료서비스의 급여수준은 구조적 모형에서는 고위이고 제도적 모형에서는 중위이며 잉여적 모형에서는 저위이다.[6] 이 고위, 중위 및 저위라고 하는 것은 동일시공을 기준으로 할 때의 상대적 기준으로 봐야 하고, 또한 동일 시공간의 전 국민에 대한 급여량을 가지고 비교되어야 할 것이다. 제도적 모형을 택하고 있는 국가의 보건의료수준도 개별적으로 볼 때에는 구조적 모형을 택하고 있는 국가의 보건의료수준보다도 높은 경우가 흔히 있기 때문이다. 보건의료서비스의 급여수준의 고·중·저위 여부는 서비스 급여의 질적 수준에 의하여 논의되어야 할 것이다.

당시의 국민소득수준 내지 보건수준이 극히 낮았고 전문인력과 재정의 빈곤으로 인하여, 駐韓美軍政廳에 의한 보건의료서비스의 급여수준은 극히 「저위(low)」에 놓여있는 잉여적 모형에 해당하

---

6) *Ibid.*

고 있었다. 美軍政期의 보건의료서비스는 공중보건의 경우에 DDT를 살포하거나 전염병 예방접종을 하는 것이 주류였고, 개인의 경우에 결핵예방 조치나 X-Ray 투시 같은 것도 극히 제한된 사람에게만 활용이 되었으며, 아스피린, 소화제 등이 감기 또는 설사의 주요치료방법이었고, 성병 등에는 페니실린이 주치료제로 사용되었으며, 병원에의 입원이나 건강진단 같은 것은 극히 예외적인 사람에게만 적용되었다. 그리고 나환자, 정신병자, 심신장애자 등은 거의 방치된 상태에 있었다. 특히 공공보건의료기관에 의한 복지적 성격의 서비스는 더욱 급여수준이 저위에 놓여 있었다.

6. 국민소득중 보건의료서비스에 지출된 경비의 비중

국민소득중 보건의료서비스에 지출된 경비의 비중이 구조적 모형에서는 고위이고 제도적 모형에서는 중위이며 잉여적 모형에서는 저위이다. 구조적 모형에서는 보건의료서비스의 범위가 넓고 그의 적용대상이 국민 전원에게 확대되며, 그의 급여수준이 높기 때문에 국민소득중 보건의료서비스에 지출된 경비의 비중이 고위이고, 이와 정반대의 잉여적 모형에서는 저위이며, 중간형인 제도적 모형에서는 중위가 되게 되는 것이다.[7)]

당시의 국민소득의 추계와 1인당 보건의료비 지출경비의 추계가 어려워서, 국민소득중 보건의료서비스에 지출된 경비의 비중을 추단하기가 어려우나, 정부세출예산규모에 비해 보아도 당시의 보건의료서비스 경비는 매우 「저위(low)」에 있는 잉여적 모형에 해당된다. 1947년의 세출예산의 경우를 보면, 총계 194억여원 중에서 보건후생부 소관액은 일반경상비 1억 5천여만원, 일반임시비 3억 4천여만원, 응급비 3억원, 합계 7억 9천여만원으로서, 총세출예산액의 4.1%에 불과하였다(표 VI-1).

---

7) *Ibid.*

〈표 Ⅵ-1〉 1947년도 보건후생부 세출예산 내역

단위 : 1,000원

경비항목	예산액	내역(보건후생부 소관)
관업비	6,087,910	
일반경상비	6,734,513	※ 보건후생부 : 151,489
일반임시비	3,241,864	※ 보건후생부 : 340,510
응급비	1,104,876	※ 보건후생부 : 300,000
차금이자	550,000	
본예산 계	17,719,164	
추가예산	1,714	
세출총계	19,444,109	

자료 : 朝鮮銀行調査部編, 「朝鮮經濟年報」(서울, 1948), pp. Ⅰ-267~269.

보건후생부의 일반임시비 3억 4천여만원의 중요과목별 용도를 보면, 이 중 보건의료비로 사용된 금액은 총 3억여원이다. 이것은 총세출예산 194억여원의 약 1.5%가 된다(표 Ⅵ-2).

〈표 Ⅵ-2〉 1947년도 보건후생부 소관 일반임시비 및 응급비의 용도

단위 : 1,000원

	용도내역	
일반임시비 : 3억 4천여만원 ※ 이 중 약 3억여원은 보건의료분야에 사용되었음.	1. 생정통계사업비	2,400
	2. 도립병원비 보조	15,523
	3. 나병원비 보조	15,400
	4. 방역경비	25,000
	5. 보건소설치비	2,825
	6. 생약생산장려비 보조	2,000
	7. 가축전염병 예방 및 치료비	13,484
	8. 유우위생비 보조	3,119
	9. 구호경비	210,400
	10. 구충비 보조	2,400
	11. 보호시설수용구호비 보조	32,820
응급비 : 3억원	1. 남하동포구제대책비	300,000

자료 : 朝鮮銀行調査部編, 「朝鮮經濟年報」(서울, 1948), p. Ⅰ-268.

따라서 1947년도 세출예산액 194억여원의 약 1.5%인 약 3억여 만원만이 보건의료분야에 사용된 셈이지만(일반경상비를 제외하

여), 이외에도 직접적 외국원조품이 보건의료분야에 사용된 것도 있다. 1945년 9월에서 1948년 12월까지에 걸친 무상원조인 점령지역 통치구호(GARIOA : Government and Relief in Occupied Areas) 기금 원조와 차관인 해외잉여물자청산위원회(OFLC : Office of the Foreign Liquidation Commissioner) 원조, 합계 434,138천불(美)의 약 1.7%인 7,611천불(美)이 의료품 구입에 사용되고 있다(표 Ⅳ-13 참조).

7. 자산조사의 사용여부

자산조사는 보건의료서비스의 제공에 대한 자격조건(주로 빈곤자, 무의탁자, 노령자 등 개인의 능력에 의해서 보건의료요구를 충족시킬 수 없는 조건)을 관청에서 조사하는 것이다. 자산조사는 구조적 모형에서는 원칙적으로 불필요하고(즉 한계적 의미밖에 없고) 제도적 모형에서는 제2차적으로 고려하게 되며, 잉여적 모형에서는 기본적이고 필수적이다.[8] 구조적 모형에서는 전국민이 보건의료서비스의 대상이 되므로 자산조사의 필요성이 원칙적으로 없으며, 잉여적 모형에서는 개인의 보건의료요구를 본인 개인에 의하여 충족토록 하자는 것이므로 자산조사는 엄격하게 실시할 수밖에 없는 것이다. 이 자산조사는 의료부조(우리나라의 의료보호)의 경우에 중요한 의미를 지니게 된다.

당시는 일반 물자구호에 있어서는 「조선구호령」과 駐韓美軍政廳의 구호준칙에 의해서 구호대상자(65세 이상의 노인, 6세 이하의 부양아동을 가진 모, 13세 이하의 소아, 불치병자, 분만시 도움을 필요로 하는 자, 정신적·육체적 결함이 있는 자로서 구호시설에 수용되어 있지 않은 자)에게 식량, 주택, 연료, 의류, 의료제공, 매장 등의 구호를 하도록 되어 있어서, 이들 대상자에게 보건

8) *Ibid.*

의료를 제공할 수 있도록 되어 있었으나, 구호는 주로 식량, 의류, 연료 등의 제공이고, 보건의료 제공은 거의 없었으며(공중보건활동을 제외하고는), 일부 보건의료 제공이 있었다 해도 통반조직을 통한 엄격한 「자산조사(means test)」, 즉 구호대상자로서의 적격여부의 심사가 기본적으로 이루어졌던 점에서, 駐韓美軍政廳의 보건의료서비스는 잉여적 모형에 해당된다고 할 수 있다.

8. 고객의 성격

보건의료서비스를 받는 고객의 성격이 구조적 모형에서는 집단구성원이 되지만, 제도적 모형에서는 시민이 되고, 잉여적 모형에서는 빈민이 된다. 구조적 모형은 집단주의사회(collective society)의 모형이기 때문에, 보건의료서비스를 받는 것은 그 집단사회의 구성원으로서 당연하다는 것이다. 그러나 제도적 모형은 국가가 법에 의해서 시민에게 보건의료서비스를 받도록 권리가 부여된 것이기 때문에 시민권의 하나로서 보건의료서비스를 받을 권리가 있다는 것이며, 잉여적 모형에서는 개인 스스로 자신의 보건의료요구를 충족시킬 수 없는 빈민에게 국가가 특별히 혜택(benifits)을 베푸는 것으로 해석하는 것이다.[9] 같은 제도적 모형하에서도 의료보험 수혜자는 시민적 성격이 강한데 대해서, 의료부조 수혜자는 빈민적 성격이 강하다고 봐야 할 것이다.

駐韓美軍政廳의 보건의료서비스는 공중보건활동적 측면에서는 전염병발생지역 내지 발생가능지역의 주민 전반에게 제공되었지만, 특정한 복지적 차원에서의 보건의료서비스는 앞에서 제시한 바와 같은 구호대상자에 한해서(그것도 거의 없는 상태였지만) 제공되었던 점에서, 보건의료서비스를 받는 고객의 성격은 제도적 모형하에서의 시민이라기보다는 잉여적 모형하에서의 「빈민

9) *Ibid.*

(paupers-the poor)」의 위치를 벗어나지 못하였다. 美軍政期는 의료보험제도도 없었고 의료부조도 美國원조에 의존한 비중이 컸기 때문에, 더욱 빈민적 의미가 강했다고 할 수 있다.

9. 고객의 지위

고객의 지위가 구조적 모형에서는 고위이고, 제도적 모형에서는 중위이며, 잉여적 모형에서는 저위이다.[10] 고객의 성격이 구조적 모형에서는 집단구성원이므로 그의 지위가 고위일 수밖에 없고, 잉여적 모형에서는 고객의 성격이 빈민이므로 그의 지위가 저위이며, 제도적 모형에서는 고객의 성격이 집단구성원과 빈민의 중간형인 시민이므로 그의 지위도 중위가 되지 않을 수 없는 것이다.

美軍政期의 보건의료서비스의 제공과정에서는 고객이 제도적 모형하에서와 같은 권리자로서이기보다는 잉여적 모형하에서의 수혜자로서 매우 「저위(low)」의 지위에 처하고 있었다.

10. 보건의료서비스의 지향

복지의 지향(목적)이 구조적 모형에서는 연대적이고, 제도적 모형에서는 공리적이며, 잉여적 모형에서는 강요적인 성격을 지니게 된다.[11] 구조적 모형은 집단주의사회의 모형이기 때문에 집단구성원의 공동체(community)의식을 가지고 서로 연대하여 공리적 대가없이 보건의료서비스가 이루어지게 되고, 제도적 모형에서는 국민 각자가 공리적 대가의식(소득 내지 능력이 있을 때 타인을 부조하였다가 소득 내지 능력이 상실되었을 때 타인으로부터 부조를 받는 것)을 가지고 보건의료서비스가 시행되며, 잉여적 모형에서

---

10) *Ibid.*
11) *Ibid.*

는 이러한 연대적~공리적 의식이 없이 강요적으로 보건의료서비스가 이루어지는 것이다.

당시는 공리적 성격의 의료보험이 없었고 의료보호만이 구호의 차원에서 이루어져서, 보건의료서비스의 제공이 공중보건활동의 경우는 더욱 말할 것도 없고 잉여적 모형하의 「강요적(coercive)」인 성격을 지니고 있었다.

11. 비제도적 보건의료기관의 역할

제도적 보건의료기관(공공보건의료기관)과 비제도적 보건의료기관(사설의료기관)의 역할이 구조적 모형, 제도적 모형 및 잉여적 모형에서 차지하는 비중은 다음과 같이 요약할 수 있다.

구분	구조적 모형	제도적 모형	잉여적 모형
제도적 보건의료기관	기본적	제2차적	한계적
비제도적 보건의료기관	한계적	제2차적	기본적

즉 구조적 모형에서는 비제도적 보건의료기관의 역할이 거의 불필요하게 되고 잉여적 모형에서는 그의 역할이 주종을 이루며, 제도적 모형에서는 그의 역할이 제2차적 위치를 차지하게 된다.[12] 구조적 모형을 채택하고 있는 집단주의사회에서는 생산수단이 사회화(국유와 내지 공유화)되기 때문에, 원칙적으로 사설보건의료기관은 존재할 수 없는 것이다.

美軍政期의 보건의료서비스는 공공기관의 보건의료비중이 극히 낮아서, 비공공보건의료기관(비제도적 보건의료기관)의 역할이 「기본적(primary)」인 잉여적 모형에 해당되었다. 수적으로는 1946년 현재 병원이 관립(국립)이 6개, 공립이 38개, 사립이 70개로서, 관공립병원(제도적 보건의료기관)이 44개에 지나지 않

12) *Ibid.*

고, 이들도 美軍政期에는 주로 유료보건의료활동을 하여 복지적 차원에서의 공공보건의료서비스에 기여한 비중은 극히 적었다.

Ⅱ. 보건의료행정 기조의 배경

駐韓美軍政廳의 보건의료행정에 대한 기본시관이 자본주의사회의 잉여적 모형에 해당하는 것은 1945~1948년의 美軍政期의 南韓의 사회경제적 배경과 美國의 사회경제적 배경이 상호기능한 결과 빚어진 현상이라 할 수 있다.

1. 南韓의 사회경제적 상황

당시의 南韓은 日本지배아래의 유산인 자본주의 사회경제체제(비록 국가독점적 성격은 강했지만)를 유지하고 있었고, 美國도 자본주의 사회경제체제를 유지하고 있었으며, 제2차 세계대전의 결과 빚어진 남북분단으로 인하여, 사회주의국가인 蘇聯과 北韓의 세력팽창을 견제하기 위한 첨단기지로서 南韓을 활용하려는 국제정책구도속에서 南韓을 기존의 자본주의 사회경제체제로 계속 견지시키려는 심산이 상호작용하여, 南韓의 사회경제체제는 자본주의체제를 지속하게 되고, 사회주의국가에서 볼 수 있는 국민보건의료에 대한 정부의 공공적 관여는 제한되어, 보건의료가 주로 시장조작에 의해서 영위되게 되었던 것이다.

2. 美國의 사회경제적 배경

美國은 같은 자본주의국가군 중에서도 개인생활에 대한 국가의 개입을 부정시하는 결과, 보건의료분야에서도 국가의 개입이 다른 나라에 비해서 극히 제한되어 있다. 현재의 美國 연방정부의 사회보장제도인 「노인・유족・장애・의료보험(OASDHI : Old Age, Suvivors, Disability and Health Insurance)은 1935년 사회보장법(Social Security Act)의 제정 당시에는 노령·유족보험(OASI : Old Age and Suvivors Insurance)에서 출발하고, 1956년에 노령·유족·장애보험(OASDI : Old Age, Suvivors and Disability Insurance)으로 확대된 후, 1971년에 의료보험(HI : Health Insurance)이 추가되어, 노령·유족·장애·의료보험(OASDHI)으로 확대되어 오늘에 이르고 있는 것이다.[13] 美國의 현행 의료보장은 1965년 제정된 의료부조(Medicaid)와 1971년에 추가된 의료보험(Medicare)인 건강보험(Health Insurance) 두 가지 제도에 의해서 이루어지고 있는데, 이 건강보험은 입원환자에게 적용되는 병원보험(Hospital Insurance)과 65세 이상의 노령자에게 적용되는 보충적 의료보험(Supplemental Medical Insurance) 두 가지로 나뉘어진다.[14] 이와 같이 美國은 현재도 그렇지만, 美軍政期인 1945~1948년만 하더라도 보건의료에 관한 공공적 관여가 전무한 상태였으므로, 국민은 각자의 개인부담으로 보건의료시장에서 보건의료문제를 해결하고 있었고, 의료보험은 민간의료보험인 Blue Cross(1929년 교원이 중심이 되어 Texas주에서 출범)와 Blue Shield(1939년 의사가 중심이 되어 California주에서 실시)가 이용되고 있을 뿐이었다. 그래서 이 당시 美國에는 의료보험이 없어서 南韓에서 의료보험을 실시할 정책구상을 할 수가 없었을 것이며, 설사 동 제도의 필요성이 美軍政당국에 의해서 인식이 되었었다 하더라도, 당시의 南韓의 사회경제구조상 의료보험은 실시할 수도 없는 형편이었다.

이와 같은 상황하에서, 美軍政당국은 제도적으로 의료부조(medical assistance)와 공중보건활동(public health) 두 가지를

13) 金正夫, "우리나라의 社會保障制度에 관한 硏究—醫療保障을 中心으로—", 「慶熙大學校大學院 政治學博士學位論文」, 1982, PP. 42~47 참조.

14) Diana M. DiNitto & Thomas R. Dye, *Social Welfare : Politica & Public Policy* (Englewood Cliffs, New Jersey : Prentice-Hall, Inc., 1983), pp. 63~66 참조.

통하여, 南韓주민의 보건·의료문제를 해결하지 않을 수 없었으며, 재정경제적 취약성과 행정력의 빈곤으로 인하여 의료부조마저 거의 이루어지지 못하고, 다만 전염병의 예방 및 퇴치를 위한 공중보건활동에 국한되지 않을 수 없어서, 국민보건의료는 주로 시장조작에 의해서 유료로 개인병원을 통하여(그것도 매우 취약한 형편이었지만) 해결하는 길 밖에 없었다.

그래서 앞에서 논급한 바와 같이, 駐韓美軍政廳의 보건의료정책 기조는 「잉여적 모형(Residual Model)」으로 규정지을 수밖에 없는 것이다.

3. 美軍政의 현상유지정책

美軍政期의 보건의료행정은 2차대전후 점령지역에 대한 美國의 정책내의 한 부분으로 이루어질 수밖에 없었다. 미군정기간의 보건의료와 관련한 對韓國정책은 미군을 보호하고 韓國국민에 대한 방역과 사회안정이었다. 이를 위해 공공보건의료행정을 추진해야 했으며, 보건의료행정의 수준은 전쟁 이전의 수준을 회복하는 것에 국한되었다. 즉 미군의 군사행동에 지장을 초래할 질병을 차단하여 미군의 안전을 확보하고 민생불안을 방지하는 데에 중점을 두고 있었다.

제2절 駐韓美軍政廳의 보건의료행정에 대한 행정적 의의 탐색

앞에서 분석한 바와 같이, 駐韓美軍政廳의 보건의료정책기조는 당시의 세계 각국의 의료복지현황과 南韓의 사회경제적 상황으로 인하여, 오늘날의 관점에서 볼 때 잉여적 모형에 지나지 않았지만, 駐韓美軍政廳의 보건의료행정(내지 정책)이 비록 日帝 朝鮮總督府시대의 행정적 유산을 많이 혼재시키고 있었으면서도, 여기에 美國式 행정제도가 많이 채택된 결과, 駐韓美軍政廳의 보건의료행정이 지니는 행정적 의의도 매우 컸다. 駐韓美軍政廳의 보건의료행정의 행정적 의의는 美國式 보건의료행정제도가 어느 정도 南韓에 이식되어 1948년 8월 15일 탄생된 大韓民國政府의 행정제도로 승계됨으로써, 이것이 현 韓國의 보건의료행정제도의 母胎(embryo) 역할을 했다는 점에 있다. 이들 중 특기할 만한 것을 ① 보건의료 행정조직면, ② 보건의료 인사행정면, ③ 보건의료 재무행정면, ④ 보건의료 활동면, 네 가지 국면으로 나누어 탐색해 보면 다음과 같다.

Ⅰ. 보건의료 행정조직면

보건의료 행정조직면에서 중앙정부와 지방정부 다 같이 보건의료기능 담당부서가 독립되었다. 그것은 중앙에서는 1945년 9월 24일자 美軍政法令 제1호 "위생국 설치에 관한 건"에 의해서 종전의 경무국 위생과에서 국정책임자인 군정장관의 직속부서로 격상되었으며, 1945년 10월 27일자 美軍政法令 제18호 "보건후생국 설립(위생국 폐지)"에 의해서 군정장관 직하로 보건후생국이 설치되게 된 것이다. 이 보건후생국은 1946년 3월 29일자 美軍政法令 제64호 "정부각부서의 명칭"에 의해서, 보건후생부로 개편되고 동 部밑에는 1946년 5월 31일 현재로 보건국, 후생국 및 실험국을 두었으며,[15] 1946년 9월 현재로는 동 部밑에 총무국, 예방의학국, 약무국, 의무국, 수의국, 간호사업국, 구호국, 주택국, 후생시설국, 후생자재국, 조사분석국, 고용인후생국, 美國적십자시민구호국, 보건위생국, 치의무국, 생정국, 부녀국 및 연구국을 두었다.[16] 1947년 9월 현재로는 동 部밑에 총무국, 의무국, 예방의학국, 수의국, 약무국, 구호국, 치의무국, 조사훈련국, 간호사업국 및 부녀국을 두었다.[17]

중앙과 보조를 맞추어, 道에도 1945년 11월 7일자 美軍政法令 제25호에 의해서 보건후생부를 두고, 종전의 道 경무부 위생과의 기능을 이에 흡수시켰다. 1946년 10월 23일자 美軍政法令 제114호 "도기구의 개혁"에 의해서 보건후생부는 보건후생국으로 개편되고, 보건후생국에는 의무과, 약무과, 예방의학 및 생정과, 위생시설과, 수의과 및 후생과를 두게 하였다.

조선총독부시대에는 중앙정부인 조선총독부 경무국 산하에 위생과를 두고, 사회과도 내무국이나 또는 학무국 산하에 두고 있다가, 美軍政시대에 들어와서 보건후생부(처음에는 보건후생국)로 독립된 부서로 하고, 동 部밑에 위생국을 두었으며, 1948년 8월 15일 大韓民國政府 발족시에는 사회부를 두고 그 밑에 보건국을 두었다가 1955년에는 보건사회부로 격상시켰던 것이다.

美國의 경우, 현재의 보건복지부(the Dep't of Health and Human Services)의 전신인 보건・교육・복지부(the Dep't of

---

15) USAFIK, *History of the United States Armed Forces in Korea*, Compiled under the supervision of Harold Larson, Tokyo & Seoul, 1947・1948, Part Ⅲ, Chapter Ⅱ.

16) 朝鮮通信社, 「一九四七年版 朝鮮年鑑」(서울, 1946), p. 40.

17) 朝鮮通信社, 「一九四八年版 朝鮮年鑑」(서울, 1947), p. 127~128.

Health, Education and Welfare)가 1953년에 창설되어, 동 部 밑에 보건청(the Public Health Service)이 구성되기까지에는 연방정부의 공공보건서비스사업을 담당한 기관들이 여러 部에 산재되어 통합된 기구가 마련되지 못하고 있었으며, 사회복지 분야의 기능도 여러 部에서 분담하고 있었다.[18] 1945~1948년경 현재의 美國 연방정부의 보건의료 내지 사회복지 분야의 기능을 담당하고 있던 기관들을 보면 다음과 같다.[19]

① 아동복지 : 아동국(the US Children's Bureau)이 1912년에 창설되고, 그 후에 상무·노동부의 국으로 편입되었다가, 1913년에 노동부가 독립되자 동 部에 편입되었으며(그 후 노동부에서 사회보장청으로 이관), 1946년에는 1939년에 창설된 연방보장처(the Federal Security Agency)에 편입되었다.

② 직업재활 : 1920년에 직업재활업무를 연방직업교육위원회(the Federal Board for Vocational Education)에서 담당하도록 했다가, 1939년에 직업재활실(the Office of Vocational Rehabilitation)을 연방보장처(the Federal Security Agency)의 한 구성체로서 발족시켰다.

③ 제대군인 원호 : 제대군인 원호를 위해서 1921년에 제대군

18) Walter A. Friedlander & Robert Z. Apte, *Introduction to Social Welfare, 5th ed.*, (Englewood Cliffs, New Jersey : Prentice-Hall, Inc., 1980), p. 377.
※ 美國 연방정부의 부성(Departments)의 편성상황을 보면, 독립시인 1789년에 국무부(State Dep't), 육군부(War Dep't), 재무부(Treasury Dep't) 및 법무부(Attorney General Dep't)가 창설되고, 그 후 1798년에 해군성(Navy Dep't), 1824년에 우정부(Postmaster General Dep't), 1894년에 내무부(Interior Dep't), 1889년에 농무부(Agriculture Dep't), 1903년에 상무·노동부(Commerce and Labor Dep;t)가 설치되었으며, 1913년에 노동부(Labor Dep't)가 상무·노동부에서 독립되고, 1947년에 국방부(Defence Dep't)가 구성되었다.

19) Arthur P. Miles, *An Introduction to public Welfare* (Boston : D. C. Heath and Company, 1949), pp. 241~266.

인국(the US Veterans Bureau)이 창설되었다가, 1930년에 제대군인청(the Veterans Administration)이 설치되었다.

④ 사회보장 : 1935년에 사회보장법(Social Security Act)이 마련되어 사회보장위원회(the Social Security Board)가 구성되고, 1946년에는 사회보장청(the Social Security Administration)이 마련되어 1939년 창설된 연방보장처(the Federal Security Agency)의 산하기관이 되었다. 동 사회보장청은 노령·유족보험(OAIS), 실업보상 및 공적부조 업무를 맡게 되고, 노동부의 아동국은 동 사회보장청으로 이관되었다. 연방보장처의 밑에는 사회보장청 이외에 교육부(the Education Branch), 보건 및 의료부(the Health and Medical Care Branch), 및 특수서비스실(the Office of Special Services)이 설치되었다.[20)]

---

20) 1948년 현재 연방보장처(the Federal Security Agency)의 조직은 다음과 같았다(Arthur P. Miles, *An Introduction to Public Welfare,* Boston : D. C. Heath and Company, 1949, pp. 263~265).
FEDERAL SECURITY ADMINISTRATION |

Special Assistants to Administrator	Social Security Administration	Education Branch	Health and Medical Care Branch	Office of Special Services
• Office of Administration • Office of Re-search • Office of Ge-neral Counsel • Office of Inter-Agency and International Relations • Office of Federal-State Relations • Office of In-formation	• Bureau of Old Age & Survivors' Insurance • Bureau of Employment Security • Bureau of Public Assis-tance • Children's Bureau • Office of Appeals Counsel	• Office of Education (the former) • American Printing House for the Blind • Columbia In-stitution for the Deaf • Howard University	• US Public Health Service • ST. Eliza-beth's and Freedmen's Hospitals • Division of Vital Statistics	• Food & Drug Administration • Office of Vocational Rehabilitation • Office of War Property Distribution • US Employee's Compensation Commission • Appeals Board

⑤ 공중보건 : 공중보건에 대한 정부의 서비스는 1799~1879년에 이미 의회에 의해서 설정되고 있었지만, 보건청(the US Health Service)이 재무부에 설치된 것은 1912년이었다.1939년에 연방보장처(the Federal Security Agency)가 창설되자, 보건청도 여기에 편입되었다.

이상과 같이, 보건의료를 비롯한 사회복지 분야의 기능이 1953년에 창설된 보건교육복지부(the Dep't of Health, Education & Welfare)를 통하여 비로소 통합이 되었지만, 1920년대부터 이의 통합을 위한 법안은 여러 차례 제의된 바 있었고, 보건의료 기능의 통합을 위한 노력도 경주되어, 1912년에 재무부에 설치된 보건청(the Public Health Service)이 연방보장처 산하에 편입됨으로써, 보건기능은 통합이 되고, 각료급은 아니지만 연방보장처 밑에 중앙기관으로 격상되었던 것이다. 1945년 9월 24일자로 법제화한 美軍政廳의 「위생국」이 공식 영자원어는 “the Bureau of Public Health"로 되어있고, 1945년 10월 27일자로 법제화된 道의 「보건후생국」도 "the Bureau of Public Health and Welfare"로 되어 있는 것으로 보아서, 명칭 자체에서 부터도 美國 연방정부의 「보건청(the Public Health Service)」에서 모방해 온 것으로 추측된다.

Ⅱ. 보건의료 인사행정면

보건의료 인사행정면에서 보건의료 행정인력이 크게 전문화되었음을 볼 수 있다. 조선총독부시대에는 공직의 분류가 계급제(rank system)로 되어 있어서,[21] 기술분야 공직도 분류되지 않고 있었다. 그러나 美軍政시대에 들어와서, 1946년 5월에 직위분

21) 朝鮮總督府시대에는 문무관리를 勅任官(고등관 친임, 1등, 2등), 奏任官(고등관 3~9등), 判任官(1~4등) 및 雇員으로 분류하여 이들에게 보직을 부여했다.

류제를 실시하게 되어(실질적으로 제도가 잘 이행되지는 못했지만), 모든 공직이 서기적·행정적·회계적 부문(CAF Service), 전문적 및 기술적 부문(P & T Service), 수련적·방위적·보관적 부문(CPC Service), 및 제외 부문(ES Service)로 4분되고, 이들은 각 부문별로 여러 직위(positions)가 설정되게 되었다.

보건의료 분야의 전문적·기술적 부문의 직명(position titles)을 보면, 세균기사, 부세균기사, 생물기사, 부생물기사, 생물측정사, 부생물측정사, 화학사, 부화학사, 치과위생사, 화학기사, 위생기사, 보건교육사, 의무조원, 의무관, 부의무관, 간호원, 간호상의원, 학생간호원, 영양기사, 조료원, 병리사, 부병리사, 제약사, 약물사, 물리사, 부물리사, 생리사, 부생리사, 연구사, 부연구사, 과학사 등 다양한 직위가 마련되었다.

직위분류제(Position Classification System)는 보건의료행정 분야만이 아니라 공직의 전분야 공직에 걸쳐서 시행이 되었지만, 보건의료행정 분야에서도 이 직위분류제의 실시는 실적제(merit system)의 확립에 매우 큰 의미를 지니는 것이었다. 美國 연방정부는 1923년 직위분류법(the Position Classification Act)을 제정하여, 모든 공직(우정직원은 제외)을 전문과학직(Professional and Scientific Service), 보조전문직(Sub-professional Service), 서기·행정·재무직(Clerical, Administrative and Fiscal Service), 감수직(Custodial Service), 서기·기계직(Clerical-Mechanical Service)으로 분류하였으며(1948년까지 이와 같이 분류하였음), 1949년 개정법에서는 일반직(GS : General Schedule)과 기능·방위·보관직(CPC : Crafts, Protective and Custodial Schedule)으로 분류하였다.[22] 일반직(GS)은 22개 직군(Groups)과 18개 등급(Grades)으로, 기능·방위·보관직(CPC)은 6개 직군과 10개 등

22) William E. Mosher, J. Donald Kingsley & O. Glenn, *Public Administration*, 3rd ed.(New York : Harper & Brothers Publishers, 1950), pp. 201~240.

급으로 분류하였다.[23] 직군은 다시 직렬(Series)로 세분되었다. 그리고 美國에서는 연방정부 일부와 주정부 및 지방정부에서 1910년대부터 이미 공직을 직위분류제에 입각해서 분류하고 있었다(표 VI-3).[24]

〈표 VI-3〉 美國政府의 초기의 직위분류제 실시상황

※ Duties Classification Plans

연도	연방(Federal)	주(State)	시(city)	군(county)
1912		Illinois	Chicago	
1913			Oakland(Calif.)	Cook(Ill.)
1914			Pittsburgh	
1915			St. Paul	
1917		Ohio	Milwaukee New York	Milwaukee
1918		Illinois Massachusetts New Jersey	Cleveland St. Louis	
1919		Nebraska	Dayton	
1920	Postal Service		Baltimore Detroit	Los Angeles
1921		Maryland		
1922			Minneapolis St. Paul	
1923	Departmental Service	Pennsylvania	Seattle Toledo	
1924			St. Louis	Cook(Ill.)
1925	Postal Service	Wisconsin	Cleveland Columbus	

23) GS-1851-11이란 부호(code)는 Schedule(Service)이 General Schedule이고, Series가 1851번인 Tax Collection이며, Grade는 11번이란 뜻이며, GS-805-9는 Schedule이 General Schedule이고 Series가 805번인 Maintenance Engineering이며, Grade는 9번이란 뜻이다(James C. Charleswarth, *Governmental Administration*, New York : Harper & Brothers Publishers, 1951, p. 517).

24) James C. Charleswarth, *Ibid.*.

			Detroit	
1926		Virginia		
1927		Massachusetts		
1928		New Jersey	Cincinnati	Alameda(Calif.) Milwaukee(개정)
1929			Duluth Seattle	
1930			Buffalo Los Angeles(일부분) San Francisco	Los Angeles(일부분) Massachusetts군 (Suffolk제외) St. Louis(Mill.) San Francisco
1931		California	Los Angeles(일부분)	Hamilton(Ohio) Muttnomah (Ore.) Suffolk(Mass.)
1932		New York	Cincinnti(개정) Minneapolis Oakland(일부분)	
1933		Wisconsin	San Diago	Westchester (N.Y.)
1934	Farm Credit Home Owners' Loan Corpo-ration			
1935	Tennessee Valley Athority			

자료 : William E. Mosher, J. Donald Kingsley and O. Glenn Stahl, *Public Personnel Administration*(New York : Harper & Brothers Publishers, 1950), p. 212, Table 9.

1946년에 駐韓美軍政廳이 직위분류제를 제도화한 것은 美國의 공직분류제도를 南韓에 이식한 결과라고 할 수 있다. 大韓民國政府 수립후 1949년의 "국가공무원법"과 "공무원임용령"에서는 日政

期의 계급제에 의한 관직분류제도를 답습하였다(다만 관계는 1~5급〈3~4급은 갑·을류로 재분〉으로 변경됨). 그러나 그 후, 1961년의 "공무원임용령"에서 직위분류제를 채택한다는 명문규정을 두게 되고, 1963년에 "직위분류법"을 제정·공포함과 동시에, "국가공무원법"에서도 직위분류제적 공직분류제도를 택한 것은 美軍政期의 직위분류제에서 그 시원을 찾을 수 있다. 1963년 현재의 공무원임용령상의 일반직의 보건, 의료, 약무, 간호 등의 직렬에 속한 각 직급이나 기능직의 간호, 간호조무, 위생 등의 직렬에 속한 각 직급의 효시도 美軍政期의 전문적·기술적 부문의 직종에서 찾아야 할 것이다.

행정인력의 충원과정을 정치적 각도에서 윤형섭이 제시한 그의 흐름의 모형을 보면 다음과 같다.[25]

Ⅰ단계 정치적 발언 : 정치적 대상에 대하여 토론·가십·주장 등을 하는 것으로 가장 초보적인 정치참여단계

Ⅱ단계 투표 : 각종 투표에 참가하는 행위로 "정치적 발언"에서 발전한 참여단계

Ⅲ단계 캠페인 참가 : 정치적 대상에 관여된 각종 캠페인에 참가하는 행위(특정정당 내지 후보자를 위한 시위운동·모금운동 등)

Ⅳ단계 정치집단 참가 : 정치적 활동을 목표로 하는 정치집단(정당)에 가입하는 행위

Ⅴ단계 공직담당 : 가장 적극적인 정치참여의 단계로서 정치적 공직을 맡아 수행하는 단계

---

25) 尹亨燮, 「전게서」, pp. 153~165.
※ 동 저자는 이 모형을 작성하는데, 다음의 문헌을 참고로 하고 있다. David Easton, *A. Framework for Political Analysis*(Englewood Cliffs, New Jersey : Prentice-Hall, Inc., 1965), pp. 110~112 ; Lester E. Seligman, "Political Parties and Recruitment of Polical Leader", in Edinger(ed.), *op. cit.*, p. 295 ; David C. Schwartz, "Toward a Theory of Political Recruitment", *Western Political Quarterly*, Vol. XXII (September 1969), p. 555.

〈그림 VI-1〉 충원과정의 흐름의 모형

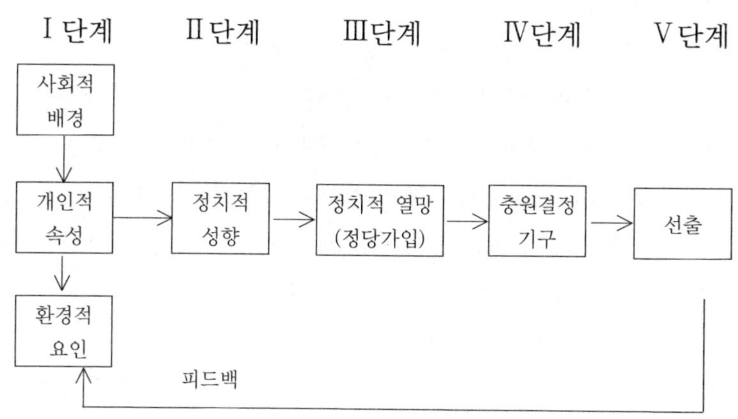

일반적 정치사회화	특정정치적 역할문화로의 사회화
종속변수로서의 정치충원	독립변수로서의 정치충원

이들 변수중에서 충원산출에서 가장 핵심적 역할을 하는 행정조직 내적 요인인 충원결정기구면에서 美軍政期의 행정인력의 충원상태를 개관하면 다음과 같다.

첫째, 충원결정권의 소재(locus)가 어디인가에 따라서, 충원결정권이 정치체계의 중핵에 독점되어 있는 집권형((centralization type)과 하위체계의 충원결정권은 그 하위체계에 양여되어 있는 분권형(decentralization type)으로 분류할 수 있는데, 美軍政期의 충원은 부분적으로 분권적인 면도 있었으나, 군정장관을 구심점으로 해서 고도로 집권화되고 있었다.

둘째, 충원결정기구의 구조적 결합상태에 있어서, 상부기구와 하부기구가 주종적인 관계인 수직적 결합(vertical link)이냐, 또는 상하부구조가 자율적 체계인 수평적 결합(horizontal link)으로 분류할 수 있는데, 美軍政期의 충원결정기구의 결합상태는 軍政廳내의 군정장관과 인사담당부서(인사행정처)의 관계에서만이 아니라 중앙정부인 軍政廳과 각 道와의 관계에 있어서도 수직적 결합관계에 있었다.

셋째, 정치적 충원으로의 통로는 권력의 핵으로부터 멀리 떨어져 있는 주변구조에만 정치적 충원을 허용하는 폐쇄형(closed type)과 아무런 제한이 없이 모든 정치적 역할로의 충원이 보장되는 개방형(open type)으로 나눌 수 있는데, 美軍政期에는 한국민주당을 비롯한 美軍政장교 측근세력에게 충원통로가 편중됨으로써, 고도의 폐쇄성을 지니고 있었다.

넷째, 충원의 기준을 혈연, 지연, 학연 등에 기초한 "귀속적 · 배타적 기준"(ascriptive and particularistic criteria)에 의한 충원과 개인의 능력과 실적을 기초로 한 "업적 · 보편적 기준"(achievement and universalistic criteria)으로 나눌 수 있는데, 美軍政期의 충원은 고도의 귀속적 사유에 기초하고 있다.

이와 같이 美軍政期의 충원은 특히 군정 초기에 집권적 · 수직적 · 폐쇄적 · 귀속적 성격을 지니고 있었으나, 점차적으로 행정질서와 충원제도가 확립되면서, 보다 더 분권적 · 수평적 · 폐쇄적 · 실적적 성격을 지니게 되었다. 이것은 美國 행정문화의 영향으로 봐야 할 것이다.

Ⅲ. 보건의료 재무행정면

보건의료 재무행정면에서 행정적 의의가 있는 특기할 만한 사항은 없다. 美軍政期에는 조선총독부시대의 재무행정제도를 거의 그대로 답습하였으며, 개혁적 의미가 있는 제도는 실시되지 못하였다. 다만 1946년 12월 12일에 남조선과도입법의원이 개원된 이후에는 정부예산안을 동 院에서 심의했다는 점에서, 재무행정의 민주화라는 측면에서 의미를 찾을 수 있다. 그것은 90명의 관선의원중 1/2인 45명은 민선에 의해서 당선되었기 때문이다. 그러나 민선의원도 군정장관의 인준이 전제가 되었으며, 또한 동 院에서 의결된 법령안이나 예산안도 군정장관의 인준에 의해서 발효되었다는 점에서, 보건의료를 포함한 모든 예산에 대한 민의투여는 제한적 의미밖에 없었던 것이다. 그러나 이 남조선과도입법의원의 창설은 1948년의 사법권의 독립과 더불어 삼권의 분립현상을 낳게 되고, 이것이 1948년 8월 15일 탄생된 大韓民國政府의 삼권분립의 정부형태로 승계되어 나갔던 것이다.

美國은 1776년 독립후, 미합중국헌법에는 입법, 행정 및 사법이 분립되고, 모든 입법권과 예산심의 내지 재정권을 의회가 가지고 있었기 때문에,[26] 美軍政당국이 시도했던 소위 '민주화'는 美國의 정부형태를 전제로 했을 것이며, 이에 따라 '군정'이라는 상황조건속에서 민주적 의회를 창설한다는 것이 남조선과도입법의원(the Korean Interim Legislative Assembly)으로 제도화되었던 것이다.

재무행정면에서 또 한 가지 주목을 끄는 것은 예산의 기능별분류(the functional classification)가 이루어지고 있었던 점이다. 물론 당시의 원 정부예산서가 없어서 駐韓美軍政廳의 정부예산서 자체가 기능별로 분류되어 있었는지의 여부는 알 수 없으나, 당시의 駐韓美軍政廳의 문서나 연구문헌, 기타 당시의 韓國문헌에 駐韓美軍政廳예산(남조선과도정부예산 포함)의 조직체별·품목별 분류예산만이 아니라 기능별분류예산이 나타나고 있는 것이다. 韓國은 1896년(建陽1년)이후 소위 근대적인 정부예산제도를 채택해 오고 있으나, 그 후 조선총독부시대(1910~1945년)의 정부예산은 조직체별·품목별예산제로 되어 있었던 것이다. 美軍政期의 정부예산에 대한 기능별분류가 이루어졌던 것은(그것이 비록 원 정부예산서 자체까지가 기능별로 분류되어 있었는지의 여부는 불명확하지만) 당시 美本國의 예산이 기능별로 분류되고 있었던 데에 원인

26) *The Constitution of the United State of America,* Article Ⅰ, Section 8.

이 있었던 것이 아닌가 한다. 미연방정부예산의 기능별분류는 1912년에 태프트경제능률위원회(the Taft Economy and Efficiency Commission)에 의해서 제안이 되어 1924~1936년까지 이 분류방식이 채택되다가, 그 후 조직체별·기능별분류 복합형태로 변경되었으며, 1948년에 다시 기능별분류예산이 재채택된 것으로 알려지고 있다.[27] 대한민국정부 수립후에는 UN편람과 ECAFE권고에 의해서 1957년부터 정부예산을 조직체별·품목별분류방식과 겸하여 기능별분류를 해오고 있다. 기능별분류를 통하여 보건의료비 수준을 파악할 수 있게 되는 것이다.

Ⅳ. 보건의료 활동면

보건의료 활동면에서 美軍政廳의 업적이 매우 컸다 할 수 있다. 8·15解放으로 인한 통치체제의 급 붕괴에 따라 행정적 보건위생망이 와해되고, 남북분단으로 인한 국민경제생활의 곤궁에 겹쳐, 北韓주민의 남하와 해외귀환동포의 급증으로 인하여 전염병이 창궐하였다. 이러한 상황속에서, 駐韓美軍政廳이 수행한 보건의료활동은 南韓人의 건강에 상당한 역할을 해 주었다. 더구나 美國으로부터 직접적 원조에 의한 보건의료 기타 의약품의 도입과 선진기술의 지원은 오늘날에 비해서는 그 수준이야 매우 낮았지만, 당시의 南韓 사정으로서는 南韓人에게 큰 기여를 했다. 특히 DDT살포나 전염병의 예방약 투여 등은 南韓의 공중보건위생에 큰 역할을 한 사업이었다. 그러나 美軍政期의 보건의료활동은 주로 공중보건활동에 국한되어 있었고, 개인의 질병에 대해서는 국민소득이 낮음으로 인해서, 거의 무방비상태에 놓여 있었다. 물론 여기에는 보건의료시설과 보건의료전문인력의 부족도 큰 영향을 끼쳤다.

---

27) Jesse Burkhead, *Governmental Budgeting,* 2nd ed.(New York : John Wiley & Sons, Inc., 1959), pp. 113~125.

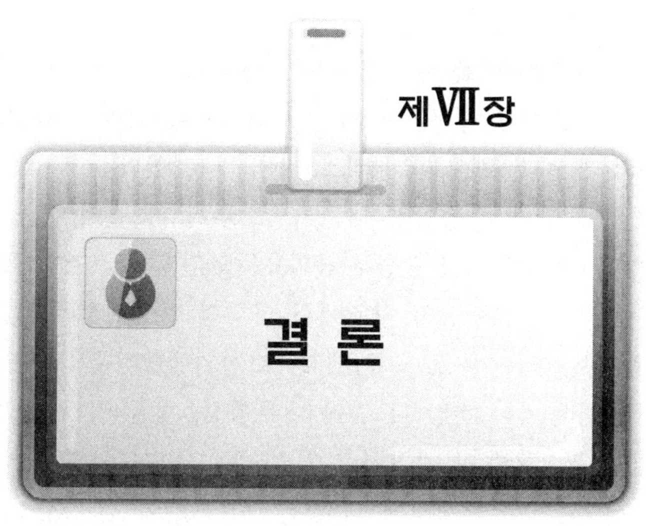

제Ⅶ장 결 론

정부에 의한 보건의료서비스는 국민보건상태와 밀접한 관련이 있으며, 또한 국민보건상태는 당해 국가의 사회경제상황과 긴밀한 함수관계에 놓이게 된다. 1945~1948년 사이의 美軍政期間중의 南韓의 사회경제상황은 특이한 성격을 지니고 있었다. 그것은 1945년 8월 15일의 解放으로 인한 남북분단으로 인해서, 경제적 빈곤이 심화되고, 해외귀환동포와 월남민의 유입으로 빈곤자, 실업자, 이재민, 질병자 등 정부의 복지부담대상자(구호 내지 의료복지대상자)가 인구에 비해서 매우 높은 비중을 차지하고 있었다. 그리고 국민소득수준과 국민교육수준이 낮고, 국민보건 수준이 낮아서, 국민보건의료서비스에 대한 정부의 부담이 매우 크게 요구되었다. 그러나 당시의 정부재정의 빈약과 보건의료 인력 및 시설의 취약으로 인해서, 駐韓美軍政廳은 보건의료복지에 대한 적극적 행정을 수행할 수가 없었으며, 다만 전염병의 예방 내지 퇴치와 같은 공중보건활동에 국한된 보건의료행정을 펴나갈 수밖에 없었다.

그러나 駐韓美軍政廳은 군정이라는 특수성과 재정 내지 인력 등 행정력의 빈곤에도 불구하고, 국민보건의료를 위한 여러 가지 행정체제의 개선과 보건의료서비스활동을 전개했다.

첫째, 조직면에서 중앙정부와 지방정부에 다 같이 통치책임자의 직하에 독립된 보건후생부(중앙)와 보건후생국(지방)을 설치하여, 종래에 경찰행정의 차원에서 다루던 보건위생문제를 독립적 차원에서 다룰 수 있도록 했다. 보건위생행정은 美軍政 개시 당시에는 중앙이나 지방 다 같이 내무행정, 경찰 기타 등의 업무를 맡은 보조기관에서 관장하고 있었으나, 점차 독립된 군정장관 직근보조기관으로 승격되게 되었다. 美軍政廳이 접수한 朝鮮總督府는 조선총독~정무총감 밑에 보조기관으로서 총독관방, 재무국, 광공국, 농상국, 법무국, 학무국 및 경무국이 있고, 보건위생업무는 경무국의 위생과에서 담당하고 있었다. 그러다가 1945년 9월 24일자 美軍政法令 제1호 "위생국설치에 관한 건"에 의해서 미군정장관 직근의 보조기관으로서 위생국을 두게 되었다. 이 위생국의 설치는 군정장관 예하의 경무국 밑의 위생과가 군정장관의 직근보조기관인 위생국으로 승격한 것이고, 또한 위생업무가 경무국의 치안차원에서 이해되던 것이 위생 고유의 기능으로 독립이 된 점에 뜻이 있다. 이어 1945년 10월 27일자 美軍政法令 제18호 "보건후생국 설립(위생국 폐지)"에 의해서 위생국을 폐지하고 보건후생국을 두게 되었는데, 동 局은 기존의 학무국 원호과, 경무국 방호과 전재민계, 관방 외사과 보호계, 광공국의 조선노무자 내지 전재민구제회의 기능을 인수토록 했다.

동 보건후생국은 1946년 3월 29일자 美軍政法令 제64호 "朝鮮정부 각부서의 명칭"에 의하여 보건후생부로 개편되고, 과는 국으로, 계는 과로 승격개편되었다. 1947년 7월 현재 중앙행정기구는 14부 6처로 편성되었는데, 보건후생부는 총무국, 구호국, 주택국, 의무국, 예방의학국, 치의무국, 수의국, 약무국, 간호사업국, 생정국, 부녀국, 고용인복리국, 연구국, 조사분석국, 민정국, 후생시설국 및 후생총무국의 17개국으로 조직되었다. 동 보건후생부는 1948년 8월 15일 大韓民國政府 발족시까지 존속되었다.

道에서는 1945년 11월 7일자 美軍政法令 제25호에 의해서, 종전의 (1) 도 경찰부 위생과, (2) 도 경찰부 경찰서 위생과, (3) 도 경찰부 지방공의, (4) 도 경찰부 군인원호과, (5) 도 내무부 사회과 및 (6) 도 원호과 노무계의 직능을 인수통합한 보건후생부가 설치되었다. 동 부는 1946년 10월 23일자 美軍政法令 제114호에 의해서 보건후생국으로 개편되었다. 그리고 일선 보건소와 국공립 병원의 증설에도 힘을 기울였다.

둘째, 인력면에서 보건의료 전문인력을 증대하고, 美軍政 후반기에 접어들면서 처음 보건의료행정을 담당했던 美軍人들도 점차 韓國人으로 대체하였으며, 일반 의료인(의사, 간호원 기타)의 양성에도 노력하였다. 그리고 직위분류제의 실시로 관리의 전문화에도 노력하였다. 駐韓美軍政廳은 美國의 직위분류제를 본따서, 1946년 5월 16일자 "인사행정규정(Rules for the Administration of the Position Classification)" 제2호에 의거하여, 군정청 관리를 직위분류제에 의해서 직무와 책임의 정도에 따라 분류토록 했다. 공직(중앙정부 및 지방정부 공무원 포함)의 부문(Services)을 4개 부문으로 나누었다. ① 서기적·행정적·회계적 부문(CAF), ② 전문적 및 기술적 부문(P & T), ③ 수련적·방위적·보관적 부문(CPC), 및 ④ 제외부문으로 나누고(①~③부문은 경력직에 해당하고 ④부문은 비경력직에 해당함), 경력직인 ①~③부문의 직위와 그의 등급을 정하였다.

셋째, 재정면에서 국내재정의 부족을 외국원조를 통해서 이를 보족하여 보건의료활동을 지원했다. 남조선과도입법의원의 예산 심의를 통하여 제한적이나마 정부예산에 민의가 투영된 것도 의미 있는 일이었다. 美軍政期의 재정은 수요는 큰데 이를 충당할 조세 기타 재정자원의 결함으로 인하여 적자재정을 면할 수 없었고, 국내의 재정원 부족을 美國원조에 의존하지 않을 수 없었다. 美軍政期間중의 美國의 對韓원조는 미육군성이 관장하는 ① 점령지역통치・구호기금(GARIOA)원조와 ② 해외잉여물자청산위원회(OFLC)원조, 2가지가 있었는데, 1945년 9월~1948년 12월까지의 양 원조액은 434백만불이며, 이 가운데서 전자가 409백만불로서 원조의 대부분을 차지하고 있었다. 이 원조는 보건의료에도 보탬이 되었다.

넷째, 보건의료활동면에서 당시 만연했던 콜레라, 티프스, 장티프스, 천연두, 뇌막염, 뇌염 등 여러 가지의 전염병에 대한 예방 및 퇴치활동을 전개하여, 전염병 발생률을 저하시켰다. 이것은 군정책임자로서의 당연한 의무이기도 하지만, 당시 美國은 제2차세계대전의 결과에서 오는 여러 가지 재정경제적 애로에도 불구하고, 소위 정치적・경제적・문화적 선진국으로서 南韓에 민주적 행정체제를 마련하고 南韓民의 행복을 증진시켜 주기 위한 의도에서 이루어진 결과로 이해된다. 물론 이러한 美國의 의도는 단순한 자선적・정의적 시각에서만 이해해서는 아니 되고, 당시 남북분단과 美・蘇대립 내지 동서냉전의 상황에서, 南韓을 반공보루의 최첨단기지로 삼았던 정치군사적 배경에서 이루어졌다는 점을 간과해서는 아니 될 것이다. 그리고 이러한 美國의 의도에도 불구하고, 駐韓美軍政廳에 의해서 이루어진 국민보건의료행정의 내용은 복지 모형상으로 잉여적 모형을 벗어날 수 없어서, 의료보험은 제도화되지 않았고, 의료부조도 극히 미미했으며, 駐韓美軍政廳의 보건의료활동은 주로 전염병의 예방 내지 퇴치와 같은 공중보건활동을 벗어날 수가 없었다.

복지 모형면에서 駐韓美軍政廳의 보건의료행정이 잉여적 모형을 벗어나지 못하고 있었던 점에 관해서, 이를 보건의료서비스의 주체, 대상, 전달체계 및 재원조달방법으로 나누어 다른 모형에 의해 정리해 보면 아래와 같이 결론지을 수 있을 것 같다.

(1) 보건의료주체(정부관여도) : 민간형, 정부·민간 협동형 및 정부기관형중 정부관여도가 거의 없는 민간형에 해당된다. 물론 정부의 개입이 있었지만, 그 정도는 극히 적었다.

(2) 보건의료대상(적용범위도) : 선별주의형, 제한적 보편주의형 및 보편주의형중 적용범위가 가장 낮은 선별주의형에 해당된다.

(3) 보건의료수준(급여수준도) : 폐쇄형, 제한적 개방형 및 개방형중 가장 급여수준이 낮은 폐쇄형에 해당된다.

(4) 보건의료전달체계(봉사지향도) : 관료형, 준봉사형 및 봉사형중 가장 봉사지향도가 낮은 관료형에 해당된다.

(5) 보건의료재원조달방법(재원정부부담도) : 본인전담형, 정부·본인 공동부담형 및 정부전담형 중 가장 정부부담도가 낮은 본인전담형에 해당된다. 정부부담이 전혀 없었던 것은 아니지만, 그 정도는 극히 적었다.

이것은 세계의 복지에 대한 당시의 일반적 관심의 저위와 南韓의 사회경제적 또는 행정적 상황에서 온 결과였고, 또한 美國 자체가 보건의료에 대한 국가의 공공개입 내지 사회화를 부정적으로 보는 사회경제체제의 제약에서 초래된 결과였다고 할 수 있다.

美軍政期는 大韓民國政府 수립을 위한 기초를 정립했을 뿐만 아니라, 정치, 경제 및 사회복지 내지 보건의료서비스면에서 동 군정기 전의 日帝시대와 동 군정기 후의 大韓民國시대를 연계시켜준 가교적 역할을 한 시기였다. 즉 정치적으로는 日帝시대의 준입헌군주체제(물론 전제군주체제적 성격이 강하기는 했지만)루부터 大韓民國시대의 자유민주주의체제를 형성시킨 가교적 역할을 하였고, 경제면에서는 日帝시대의 준자본주의체제(국가자본주의적 성격이 강하기는 했지만)로부터 大韓民國시대의 자본주의체제로 이행되어가는 과도적 역할을 하였으며, 사회복지 내지 보건의료 서비스면에서는 日帝시대의 준근대적 사회복지 내지 보건의료서비스제도로부터 大韓民國시대의 근대적 사회복지 내지 보건의료 서비스제도로 변환되어 나간 경과적 역할을 하였던 것이다.

참고문헌

Ⅰ. 國內文獻

1. 저 · 편서

김기원, 「美軍政期의 경제구조」, 서울, 푸른산, 1990.
金泳謨, 「現代社會政策論 」, 서울, 韓國福祉政策研究所, 1982.
金雲泰, 「美軍政의 韓國統治」, 서울, 博英社, 1992.
金翰周, 「韓國社會保障論」, 서울, 法文社, 1981.
宋南憲, 「解放三年史 Ⅰ」, 서울, 까치, 1985.
申相俊, 「福祉行政學」, 大邱大學校出版部 , 1989.
尹亨燮, 「韓國政治論」, 서울, 博英社, 1988.
李珣, 「現代醫療保障論」, 서울, 法文社, 1984.
李鍾益, 「病院行政論」, 서울, 法文社, 1990.
朝鮮銀行調査部編, 「朝鮮經濟年報」, 서울, 1948.
________________, 「經濟年鑑」, 서울, 1949.
朝鮮通信社編, 「一九四七年版 朝鮮年鑑」, 서울, 1946.
____________, 「一九四七年版 朝鮮年鑑」, 서울, 1947.
崔千松, 「韓國社會保障論」, 서울, 韓國法人問題研究所, 1977.
______, 「醫療保障政策論」, 서울, 韓國法人問題研究所, 1980.
韓國産業銀行調査部, 「韓國産業經濟十年史 : 1945~1955」, 서울, 1955.
韓鎔源, 「創軍」, 서울, 博英社, 1984.

2. 논문

金正夫, "우리나라의 社會保障制度에 관한 研究－醫療保障을 中心으로－", 「慶熙大學校大學院 政治學博士學位論文」, 1982.
박현채, "남북분단의 민족경제사적 위치", 김 광 외 共著, 「해방전후사의 인식」, 서울, 한길사, 1982.

申相俊, "知的貧困의 克服을 위한 行政學의 硏究對象 및 硏究方法에 관한 認識論的 批判", 大邱·慶北行政學會, 「大邱·慶北行政學會報」, 第1輯, 1989.

______, "駐韓美軍政廳의 福祉政策基調", 韓國福祉行政學會, 「福祉行政論叢」, 第2輯, 1992.

李鍾勳, "韓國資本主義 形成의 특수성", 金炳台 外 共著, 「韓國經濟의 發展過程 — 解放以後에서 70年代까지」, 서울, 도서출판 돌베개, 1981.

許元九, "美軍政時代의 福祉行政에 관한 硏究", 「大邱大學校大學院 行政學博士學位論文」, 1991年 6月.

3. 政府刊行物

「官報」, 隆熙4年 8月 29日字 號外.

大韓民國企劃處, 「施政月報」, 第5號, 서울, 1949.

戰史編纂委員會, 「韓國戰爭史」, 第1卷, 서울, 1967.

4. 기타

同和通信社, 「世界百科要覽 : 年表·資料·便覽·名簿」, 서울, 1969.

「東亞日報」, 1946年 12月 12日字.

「서울신문」, 1946年 12月 12日字.

「식품위생법」, 2014年 5月 28日字 法律 第12719號.

「藥事法」, 2014年 3月 18日字 法律 第12450號.

「의료기사법」, 2011年 11月 22日字 法律 第11102號.

「의료법」, 2007年 4月 11日字 法律 第8356號.

統計廳, 「韓國의 社會指標」, 서울, 1991.

「인민보건법」, 1980년 4월 30일자.

「사회주의로동법」, 1978년 4월 18일자.

昭和18年 11月 30日字 勅令 第896號, 「改正 地方官制」.

昭和20年 4月 17日字 朝鮮總督府 訓令 第18號, 「朝鮮總督府事務分掌規程改正」.

Ⅱ. 外國文獻

1. 著·編著

Appleby, Paul H., *Policy and Administration,* University of Alabama Press, 1949.

Blau, Peter M., *Bureaucracy in Modern Society,* Chicago, University of Chicago Press, 1956.

Burkhead, Jesse, *Government Budgeting, 2nd ed.,* New York, John Wiley & Sons, Inc., 1959.

Calvert, Harry, *Social Security Law,* London, Sweet & Maxwell, 1978.

Charleswarth, James C., *Government Administration,* New York, Harper & Brothers Publishers, 1951.

Cumings, Bruce, *The Origins of the Korean War–Liberation and the Emergence of Separate Regimes,* 1946–1947, Princeton, New Jersey, Princeton University Press, 1981.

Dimock, Marshall E., & Gladys O. Dimock, *Public Administration,* New Delhi, Oxford & IBH Publishing Co., 1975.

Dinnison, David V., et al., *Social Administration,* London, George Allen & Unwin, Ltd., 1975.

________, *Social Policy and Administration,* London, George Allen & Unwin, Ltd., 1975.

Drucker, Peter, F., The Unseen Revolution : *How Pension Fund Socialism Came to America,* Heinemann, 1976.

Federico, C. Ronald, *The Social Welfare Institution – An Introduction,* Lexington, Massachusetts, D. C. Heath and Company, 1973.

Friedlander, Walter A. & Robert E. Apte, *Introduction to Social Welfare, 4th ed.,* Englewood Cliffs, New Jersey, Prentice–Hall, Inc., 1947.

Gilbert, Neil, & Harry Specht, *Dimension of Social Welfare Policy,* Englewood Cliffs, New Jersey, Prentice–Hall Inc., 1974.

Miles, Arthur P., *An Introduction to Public Welfare,* Boston, D. C. Heath and Company, 1949.

Mishra, Ramesh, *Society and Social Policy : Theories and Practice of Welfare,* London and Basingstoke, The Macmillan Press LTD, 1981.

Mosher, William E., J. Donald Kingsley & O. Glenn Stahl, *Public Personnel Administration, 3nd ed.,* New York, Harper & Brothers Publishers, 1950.

Pfiffner, J. M., and R. V. Presthus, *Public Administration, 4th ed.,* New York, The Ronald Press Company, 1967.

Simon, Herbert A., Donald W. Smithburg, & Victor A. Thompson, *Public Administration,* New York, Alfred A. Knopf, 1962.

Titmuss, R. M., *Social Policy,* edited by Brian Abel-Smith & Kay Titmuss, London, George Allen & Unwin, 1974.

Warham, Joyce, *An Introduction to Administration for Social Workers,* London, Library of Social Work, 1975.

White, L. D., *Introduction to the Study of Public Administration,* New York, MacMillan, 1926.

White, R. C., *Administration of Public Welfare,* New York, American Book, 1950.

Wilensky, H. & C. Lebeaux, *Industrial Society and Social Welfare,* New York, Russell Sage Foundation, 1958.

金正明編, 「日韓外交資料集成」, 6(中), 東京, 巖南堂書店, 1964.

2. 論文

Dror, Yehezkel, "Policy Analysis : A New Professional Role in Government Service", The American Society for Public Administration, *Public Administration Review(September, 1967).*

Gulick, Luther H., "Notes on the Theory of Organization", *Papers on the Science of Administration,* New York, Institute of Public Administration, 1937.

Hall, Richard N., "Professionalization and Bureaucratization", *American Sociological Review, 33(February 1968).*

Henry, Nicholas, "Paradigms of Public Administration", The American Society for Public Administration, *Public Administration Review, July/August, 1975.*

Lasswell, Harold D., "The Policy Orientation", *The Policy Science,* Stanford University Press, 1951.

Mosher, Federico C., "Professions in Public Service", The American Society for Public Administration, *Public Administration Review,* No. 2(Mar/Apr 1978).

Ozawa, Martha N., "Issues in Welfare Reform", The University of Chicago Press, *Journal of Political Economy, Vol. 86, No. 3(June 1978).*

Patton, Carl V., "The Politics of Social Security", Michael J. Boskin, et al., ed., *The Crisis in Social Security : Problems and Prospects,* San Francisco, Institute for Contemporary Studies, 1977.

Wilson, W., "The Study of Administration", *Political Science Quarterly,* Vol. 11, No. 1, June 1887.

3. 政府刊行物

Civil Service Circular, No. 2, HQ USAMGIK, 27 November 1945.

______________, No. 3, ________, 14 December 1945.

HQ USAFIK. *G-2 Weekey Summary Report, No. 79,* 20 March 1947.

HQ USAFIK, *Ordinance No. 1,* 24 September 1945.

________, *Ordinance No. 2,* 25 September 1945.

________, *Ordinance No. 4,* 28 September 1945.

________, *Ordinance No. 7,* 5 October 1945.

________, *Ordinance No. 18,* 27 October 1945.

________, *Ordinance No. 19,* 30 October 1945.

________, *Ordinance No. 21,* 2 November 1945.

__________, *Ordinance No. 25,* 7 November 1945.
__________, *Ordinance No. 33,* 6 December 1945.
__________, *Ordinance No. 35,* 17 December 1945.
HQ USAMIK, *Ordinance No. 64,* 29 April 1945.
__________, *Ordinance No. 69,* 20 March 1946.
__________, *Ordinance No. 90,* 28 May 1946.
__________, *Ordinance No. 114,* 23 October 1946.
__________, *Ordinance No. 173,* 22 March 1948.
Official Cazette HQ USAMCIK, *Ordinance No. 114,* 23 October 1946.
__________, __________, *Ordinance No. 135,* 15 March 1947.
__________, __________, *Ordinance No. 141,* 17 May 1947.
__________, __________, *Public Health Order No. 2,* 25 August 1947.
__________, __________, *Public Act No. 7,* 14 November 1947.
__________, __________, *Ordinance No. 175,* 17 March 1948.
__________, __________, *Ordinance No. 210,* 12 July 1948.
Proclamation No. 1. G.H.Q U.S.Army Forces Pacific, Office of the Commander General, 7 September 1945.
Rules No. 2, HQ USAMGIK, Office of Korea Civil Service, 16 May 1946.
Summation of Non-Military Activities in Japan and Korea. GHQ Supreme Commander for the Allied Powers, No. 1, September-October 1945.
__________, __________, No. 2, November 1945.
__________, __________, No. 3, December 1945.
__________, __________, No. 4, January 1946.
__________, __________, No. 5, February 1946.
Summation of United Sates Army Military Government Activities in Korea, GHQ Commander-in-Chief, Far

East, No. 17, February 1947.

__________, ________, No. 22, July 1947.

Summation of United Sates Army Military Government Activities in Korea, GHQ Commander-in-Chief, United States Army Forces, Pacific, No. 6, March 1946.

__________, ________, No. 7, April 1946.

__________, ________, No. 8, May 1946.

__________, ________, No. 9, June 1946.

__________, ________, No. 10, July 1946.

__________, ________, No. 11, August 1946.

__________, ________, No. 12, September 1946.

__________, ________, No. 13, October 1946.

__________, ________, No. 14, November 1946.

__________, ________, No. 15, December 1946.

__________, ________, No. 16, January 1947.

__________, ________, No. 17, February 1947.

__________, ________, No. 18, March 1947.

__________, ________, No. 19, March 1947.

__________, ________, No. 20, April 1947.

__________, ________, No. 21, June 1947.

__________, ________, No. 22, July 1947.

South Korean Interim Government Activities, United States Army Military Government in Korea, No. 23, August 1947.

__________, ________, No. 24, September 1947.

__________, ________, No. 25, October 1947.

__________, ________, No. 26, November 1947.

__________, ________, No. 27, December 1947.

__________, ________, No. 28, January 1948.

__________, ________, No. 29, February 1948.

__________, ________, No. 30, March 1948.

__________, ________, No. 31, April 1948.

__________, ________, No. 32, May 1948.

__________, ________, No. 33, June 1948.

________, ________, No. 34, July–August 1948.

USAFIK, *History of the United States Armed Forces in Korea,* Compiled under the supervision of Harold Larson, Tokyo & Seoul, 1947 · 1948.

Weekly Bulletin, GHQ, Supreme Commander for the Allied Powers, Public Health and Welfare Section, For Period 13 January 1946 to 18 May 1946.

4. 기타

Constitution of the World Health Organization, United Nations.

United Nations, *The Development of National Social Welfare Programer,* New York, 1959.

찾아보기

■ 국문 ■

부록 1. 美軍政法令 제114호 道기구의 개혁

제1조 목적

본령의 목적은 북위 38도 이남 조선 각도의 기구, 임무 및 직능을 확정하여 중앙정부와의 관계를 명확하게 함에 在함.

제2조 기구의 명칭

道의 주요기관은 局이라 칭함. 局에는 課를, 課에는 係를 치함. 道에는 이 이외에 법령으로써 중앙청의 소속기관, 대행기관 및 각종위원회의 지부를 설치할 수 있음.

(註) 1946년 4월 23일부 도재산관리기관 설치에 관한 법령 제73호, 1946년 5월 15일부 도인사처 설치에 관한 인사행정통보 제1호(1), 1945년 12월 8일부 노동조정위원회 설립에 관한건 법령 제34호, 및 1946년 4월 10일부 소방서 및 소방위원회의 창설에 관한 건 법령 제66호 참조.

제3조 직원의 명칭

국, 과, 계 및 기타 주관직원의 직명은 「장」이라 칭함. 「장」의 보좌로 그 차위에 임명되는 자의 직명은 부국장, 부과장, 부계장이라 칭함. 도직원은 문관, 무관을 불문하고 공식직명만 사용함을 요함.

제4조 지사관방의 폐지

도의 지사관방은 이를 폐지함. 도지사는 본령에 의하여 지사관방의 문서, 재산, 및 문관직원을 즉시 본령에 의하여 설치된 국 또는 도관재처 및 도인사처에 배속케 함이 가함. 지사관방의 임무 및 직능중 소속될 국, 처가 분명치 못한 사항은 내무국에 이관함.

제5조 도경찰부의 폐지

도경찰부는 이를 폐지함. 도경찰부의 임무, 직능, 문서, 재산 및 직원은 도경찰부와 동등의 권한이 유한 경무부 소속 각 관구경찰청에 이관함. 경찰청장은 법령을 집행하여 도내의 질서를 유지하며, 도지사와 상호협력하여 도내인민의 안녕과 질서를 확보할 책임이 유함.

제6조 도의 기구와 재산, 문서 및 직원의 이관

도는 도지사이하의 직원과 법령에 의하여 설치된 각 위원회 및 다음의 국으로 구성함.

가. 내무국　다. 재무국　마. 문교국　사. 보건후생국
나. 농무국　라. 상공국　바. 노동국　아. 토목국

도지사는 현재 도의 부, 과, 계 기타기관이 주관하고 있는 문서, 재산 및 조선인직원을 본령에 의하여 설치된 국 또는 도관재처 및 도인사처에 즉시 이관함을 요함.

제7조 도지사

도지사는 도의 최고행정사무주관자로서 중앙정부의 방침 및 지령을 도내에 실시할 책임이 유함. 도지사는 도내에서 다음의 임무 및 직능을 담임함.

가. 관내행정사무에 관하여 그 운영을 지휘감독함.

나. 국장, 처장, 府尹, 군수 및 島司 기타 법령에 규정된 직원 및 용인의 임명, 전근, 해직에 관하여 군정장관에게 의견을 구신함.

다. 소관직원 및 용인중 직제표에서 제외된 별정직위에 의할 직원의 임명 또는 해직을 함. 단 전기 (나)항에 규정된 직위를 제외함.

라. 도경비를 지출케 하며 회계의 책임을 부담함.

마. 법령의 규정에 의한 자문위원회 및 기타 도내 공공단체의 평의회 소집 및 정회를 명함.

바. 도행정방침 및 운영에 관하여 도내소재의 중앙청소속 경무청, 재판소 및 기타 기관 또는 대행기관과 협조하여 법령에 규정된 방법 및 범위내에서 행정기관 및 대행기관의 활동을 감독함.

사. 타도에 영향이 없고 중앙정부의 발포한 현행 법령, 규정, 명령, 지령 또는 기타 법규와 모순되지 않는 한, 소관도 행정사항에 관한 도령, 규정, 명령 및 지령을 발포함. 단, 비상시 이외에 도령, 규정 및 지령을 발포할 때는 그 발포전에 원안 3통을 중앙정부(사법부)에 제출하여 반드시 군정장관의 지시에 의한 승인을 받으며, 군정장관의 명령 또는 그 지시에 의한 명령이 있을 때에는 도령, 규정 및 지령은 즉시 폐지함을 요함.

아. 전기 (가)항의 규정에 대하여는 중앙청과 협조를 보지하며 그 방침의 통일을 기함이 가함.

자. 법령의 규정에 의하여 등록, 선거 및 투표수속을 감독함.

제8조 내무국

가. 기구 : 내무국에는 다음의 과를 치함.

1. 회계과 3. 법제과 5. 공보과
2. 서무과 4. 지방과 6. 운수과

나. 임무와 직능 : 내무국은 다음의 임무와 직능을 담임함.

1. 도관하에 있는 제경비의 지출 및 회계
2. 도유재산 및 용도품의 관리, 수선 및 보관 또는 그 감독 및 이에 관한 문서의 작성, 보관
3. 府, 군, 도, 읍 및 면 회계의 감독
4. 별정직위직원의 임면에 관하여 도지사에게 의견을 구신하며 도

인사처와 협조연락함.

5. 공용문서류의 출판, 발행, 기록, 보관 및 우송과 차등의 감독 및 통제
6. 보고, 통계서류 및 기타서류의 접수, 발송과 표의 작성
7. 문서번역의 감독 및 통제
8. 법률, 명령, 지령, 보고서류, 통계서류 및 기타 필요한 기록을 보관한 서고의 감독
9. 도법률고문의 위촉과 제반청구에 관한 조사 및 처리
10. 도령, 규정, 지령 및 훈령 등의 기초
11. 府, 군, 島, 읍 및 면의 행정감독
12. 府, 군, 島, 읍 및 면의 재정과 예산의 감독 및 조정
13. 단체, 개인의 출판물과 그 활동상황에 관한 정보의 수집 및 내용의 심사
14. 신문, 잡지, 라디오, 비디오, 포스타 및 기타 적당한 방법에 의하여 공중에게 대한 정보의 공급
15. 도, 府, 군, 島, 읍 및 면의 소유, 운영 또는 통제하는 운수기관의 감독
16. 본령에 의하여 특히 타국 및 중앙처의 직예기관 또는 대행기관 등에 소속되지 않은 사항을 주관하고 차에 관련된 필요한 직능을 집행함

(주) 1946년 4월 18일부 법령 제71호 참조

제9조 농무국

가. 기구 : 농무국에는 다음의 과를 치함.

1. 농업경제과 3. 수산과(충청북도를 제외함) 5. 산림과
2. 농산과 4. 식량과 6. 토목개량과

나. 임무 및 직능 : 농무국은 다음의 임무와 직능을 담임함.

1. 농업경제계획의 수립, 농업통계작성사무의 지도, 지주 대 소작인 관계에 관한 연구와 그 의견의 구신
2. 농산물의 심사 및 등급결정의 감독
3. 농작물, 가축 및 양봉의 생산에 관한 참고의견의 구신과 그에 대한 원조의 공여
4. 수산물의 생산, 가입, 검사 및 판매에 관한 참고의견의 구신과 그에 대한 원조의 공여
5. 어업조합 기타 어업관계 동업조합의 지도감독 및 통제
6. 주류 기타 알콜 음료 양조용원료의 배급
7. 중앙식량행정처의 방침 및 시책에 의한 양곡의 수집, 분배 및 배

급사무의 감독과 통제
8. 조림, 삼림보호 및 제재, 薪炭제조에 관한 방법의 실시 및 그 지도감독
9. 토양의 침식방지책의 실시 및 지도감독
10. 산림관계단체의 지도 및 감독
11. 관개사업의 실시 및 운영의 책임이 유하며 또는 차를 실시하는 조합 및 기타 단체의 지도 및 감독, 면적 삼백정보 미만 관개사업의 계획, 감독, 및 그 공사의 확장 개선과 제방공사의 실시

제10조 재무국
가. 기구 : 재무국에는 다음의 과를 치함.
1. 직세과 2. 이재과 3. 간세과
나. 임무와 직능 및 감독 : 재무국은 다음의 임무와 직능을 담임함.
1. 국세 및 지방세에 관한 부과징수사무의 감독
2. 과세물건의 조사, 분류 및 사정
3. 세무, 재무관계의 필요한 문서의 보관
4. 국세, 지방세 및 기타 부과금징수수속의 지도감독
5. 관할지역의 관리 및 감독
6. 주류 양조장의 장부 및 문서의 검열, 세금의 정당한 납부와 징수의 확보
7. 금융조합 및 기타 지방금융기관에 관한 참고의견의 구신과 그에 대한 원조의 공여
8. 道, 府, 군, 島, 읍 및 면의 경비 및 그 지출의 검사
9. 지방보험기관에 대한 참고의견의 구신과 그에 대한 원조의 공여

제11조 상공국
가. 기구 : 상공국에는 다음의 과를 치함.
1. 상무과 2. 광공과
나. 임무와 직능 : 상공국은 다음의 임무와 직능을 담임함.
1. 소비재의 공급분배에 관하여 지도와 원조의 공여, 국내상업과 대외무역의 증진 및 감독, 도량형의 통제
2. 경제 및 상업관계조합의 지도와 감독
3. 공업품, 상품, 광산물을 취급하는 지방시장의 개발에 대한 참고의견의 구신과 그에 대한 원조의 공여
4. 광공업생산의 장려
5. 광공업경영자에게 정확한 통계의 제공
6. 지방광공업발전책의 제시 및 지도 및 감독
7. 광공업생산품의 규격실시와 그의 지도

8. 광공업단체 지도감독
9. 주정음료의 양조 및 분배의 감독과 그의 통제

제12조 학무국

가. 기구 : 학무국에는 다음의 과를 치함.

1. 서무과 2. 조사기획과 3. 학무과 4. 사회교육과

나. 임무 및 직능 : 학무국은 다음의 임무와 직능을 담임함.

1. 전문학교정도 이상을 제외한 공립증등학교 및 사범학교의 관리
2. 소학교직원 및 자격면허
3. 소학교직원 및 소학교교장의 임면에 관하여 도지사에게 의견구신
4. 중등학교교장의 임면에 관하여 중앙청 문교부장에게 의견구신
5. 공사립초등학교 및 사립중등학교의 감독
6. 중등학교재무의 관리와 소학교재무의 감독
7. 전문학교정도 이상을 제외한 학교의 신설
8. 성인교육, 체육, 사회교육, 직업교육, 기술교육과 농업학교의 관리
9. 도내의 도서관(도공립도서관을 제외함), 박물관, 기념물 및예술적 보물의 보관, 중앙청 문교부장이 지정한 정부의 도서관, 박물관 및 예술적 보물의 보관
10. 중앙청 문교부의 관리하에 있는 전문학교정도의 사범학교, 기타 학교중 특히 감독하에 소속된 학교의 감독

제13조 노동국

가. 기구 : 노동국에는 다음의 과를 치함.

1. 총무과 2. 직업과 3. 조합과

나. 임무 및 직능 : 노동국은 다음의 임무와 직능을 담임함.

1. 중앙청 노동부의 방침과 훈령에 의하여 임금, 노동시간, 고용조건, 노동관계, 노동조합과 인사사무에 직접 관계없는 노동문제에 관한 정보의 수집, 발표의 지도, 감독 등 노무에 관한 관리 및 감독
2. 노동조합 대 정부관계의 조정 및 감독
3. 노동에 관한 정책, 계획과 그 운영 기타 노동자의 후생에 관한 문제에 대하여 의견의 구신, 고용조건 및 노동자의 대고용주 및 정부와의 관계에 대한 전반적 감독
4. 도노동조정위원회 활동의 감독 및 그의 관리

제14조 보건후생국

가. 기구 : 보건후생국에는 다음의 과를 치함.

1. 의무과 3. 예방의학 및 생정과 5. 수의과
2. 약무과 4. 위생시설과 6. 후생과

나. 임무 및 직능 : 보건후생국은 다음의 임무와 직능을 담임함.

1. 시영병원, 사립병원, 진료소, 약국 및 유원지의 감찰 및 감독
2. 의사, 전문의, 한방의 및 치과의 등록의 감독
3. 학무국과 연락하여 학교보건사업의 추진과 보건교육계획의 수립
4. 중앙 보건후생부 지시에 의하여 병원 기타 후생시설에 대한 간호부의 활동, 간호부와 산파의 등록에 관한 사무의 관리 및 감독
5. 도 보건후생국 주관하에 있는 실험소의 운영에 관한 지도와 감독
6. 모성 및 아동보호에 관한 지도와 원조의 공여
7. 도립병원 운영의 감독과 그 관리, 단 도립의과대학 부속병원을 제외함.
   (주) 1945년 11월 7일부 법령 제25호는 본령에 의하여 무효로 됨.
8. 약재, 의약, 매약 및 기타 의료 또는 후생사업에 사용되는 상품(항생제, 복합제 및 상기약재를 함유한 것을 포함함)의 생산, 취득, 저장, 분배, 배합의 감독, 검사 및 통제, 법령의 규정에 의하여 상기물픔의 생산자, 제조업자, 판매자 및 조제의 인가 및 중앙청 보건후생부에 대하여 필요한 보고
9. 전염병에 관한 사업의 감독 및 통제
10. 출생, 사망, 사산과 혼인, 이혼에 관한 계출, 등록의 감독 및 중앙청 서무처 국세조사서에 대하여 결과표 사본의 제출
11. 인구통계의 수집, 작성, 분석 및 해석
12. 獸肉, 鳥肉, 어류, 유제품, 지방, 膠糊, 피혁, 모피 및 化肥 등 전 동물성산품의 위생적 검사, 육류, 어산물의 판매점 및 시장, 도수장, 목장, 유류소독장, 피혁공장 및 제화공장 등 상기물품을 생산, 가공하는 시설의 위생적 검사
13. 하수도 및 오염물 청소, 수도충류 및 鼠類구제와 마라리아예방에 관한 지도감독, 이발소 및 이발사의 검사, 공장의 위생시설 감독, 魚介양식 및 판매에 대한 위생적 감독, 식료품 및 음료의 제조가공, 분배 및 판매시설의 검사, 감독, 단 식료품 또는 무주정 음료제공에 부속된 업무에 종사하는 경우에는 당해 부속업무에 대하여 법 제83호 제3조에 의하여 부가허가를 요함.
    (주) 1946년 5월 13일부 법령 제83호 참조
14. 가축전염병의 예방과 일반가축병의 치료 및 가축의 보호방책의 수립
15. 수의사 및 제철공의 면허등록에 대한 지도감독
16. 공공후생사업의 입안 및 관리에 필요한 서류의 작성과 그에 관한

조사
17. 이재자 및 실업자에 대한 복직, 복업의 지도 및 감독
18. 실직자, 폐질자, 이재자 및 고아의 원호와 그 구제사업의 지도 및 감독
19. 일반구제사업에 종사하는 지방후생시설의 감독
20. 공공후생시설의 감독
21. 민간후생기관의 감독
22. 공공후생사업용품의 청구, 배포의 지도 및 감독

제15조 토목국

가. 기구 : 토목국에는 다음의 과를 치함.

1. 서무과 2. 도시계획과 3. 도로과 4. 치수과

나. 임무와 직능 : 토목국은 다음의 임무와 직능을 담임함.

1. 일반가로의 개선, 구획의 결정, 수도, 오염물의 청소, 도소방위원회와 연결하여 방화시설 등의 도시계획
2. 측량의 실시
3. 공로, 도로, 교량, 운하, 수문, 공공물 및 기타 공유시설의 건설, 수선 및 개선
4. 하천의 관리, 이용, 정화 및 수해방지의 대책 등 천연자원의 보건개발
5. 중앙청 토목부의 지시에 의한 전호의 사업 및 기타 토목사업의 실시

(주) 1946년 4월 10일부 법령 제66호 제3조 참조

제16조 경비의 지출

중앙청 재무부장은 용도가 특정되지 않은 경비에서 본령의 규정에 의하여 기구의 개혁에 필요한 경비를 즉시 각도에 지급함을 요함.

제17조 도와 중앙청과의 관계

1. 중앙청과의 협조 : 도지사는 중앙 각부처와 기타 중앙기관의 정책, 기획 및 기타 운영에 대하여 통일을 유지하며 그와 협조할 책임이 유함.
2. 중앙청의 명령권 : 군정장관은 도에 대하여 민정장관, 중앙부처장 명의의 법령 기타 적당한 방법으로써 지시감독하며 통솔할 권한이 있음.

제18조 본령에 규정된 기구, 명칭, 직명 및 직능의 변경

본령에 규정된 기구, 명칭, 직명 및 직능의 변경은 본령과 동일한 효력이 유한 법령에 의함을 요함. 단 국의 직능에 변경이 없는 한 민정장관의 사전승인을 득하여 국내 각 과를 임의 폐치분합할 수 있음. 이에

관한 경비는 당해국에 배정된 예산에서 지출함.

제19조 본령에 저촉이 되는 법령의 폐지

본령에 저촉이 되는 법률, 법령, 명령, 지령 및 규정, 지시는 차를 폐지함.

제20조 시행기일

본령은 공포후 10일부터 효력이 생함.

在朝鮮美國陸軍司令部 軍政廳 朝鮮軍政長官 陸軍少將
Archer L. Lerch

부록 2. 美軍政 초기의 보건의료행정직의 임명상황

任命發令年月日	임명발령호수	發效年月日	軍政廳/道	보직명	성명	발령자
1945.10.2	No.29	1945.10.2	경기도	위생부장	金鳴善	군정장관 A.V.Arnold
1945.11.8	No.29	1945.11.8	경상남도	위생부 의료위생과장 위생부 예방약과장 위생부 의료품과장 위생부 행정과 수석서기	李永敏 文宗弼 金建九 張敬學	군정장관 A.V.Arnold
1945.12.6	No.43	1945.11.20	충청남도	대전도립병원 약국과장 대전도립병원 소아과장 대전도립병원 피부과장 대전도립병원장 겸 안과장 대전도립병원 총무과장 대전도립병원 약제과장 공주도립병원장 겸 외과장 공주도립병원 산부인과장 공주도립병원 총무과장 홍성도립병원 총무과장	宋永勳 金昌勳 李尙庸 權永玉 崔仁石 鄭鎭一 蔡陽完 崔炳載 龍成快 池秀公	군정장관 A.V.Arnold
		1945.11.1	전라북도	전주도립병원 내과장 군산도립병원 내과장 군산도립병원장 군산도립병원 외과장 군산도립병원 경영역원 남원도립병원장	李月雲 白成澤 李永春 田尙實 李永基 李昌世	
1945.12.8	No.45	1945.12.4	충청남도	위생과장	劉載仁	군정장관 A.V.Arnold
1945.12.8	No.46	1945.12.4	충청북도	보건후생부 부장보조관 보건후생부 후생과장보조관 보건후생부 보건과장보조관	梁載淳 金 業 劉載仁	군정장관 A.V.Arnold
1945.12.15	No.49	1945.12.1	軍政廳	교통국 경성철도병원 이비인후과장	車明勳	군정장관 A.V.Arnold
1945.12.25	No.51	1945.12.12	軍政廳	보건후생국장대리	William R.Willar	군정장관 A.V.Arnold

					d 少領	
		1945. 12.1	경상 북도	보건후생부지부 의무과장 보건후생부지부 위생과장 보건후생부지부 약무과장	崔洸澤 韓國顔 李根秀	
1945. 12.28	No.54	1945. 10.26	전라 남도	보건부장	Donald H.Ander -son 軍醫 少領	군정장관 A.V.Arnold
1946. 1. 3	No.64		軍政廳	보건후생국 조선인국장	李容卨	군정장관 A.V.Arnold
1946. 1. 3	No.65	1945. 12.29	軍政廳	교통국 경성철도병원 내과장 교통국 경성철도병원 외과장 교통국 경성철도병원 산부인과장 교통국 경성철도병원 소아과장	尹衡老 閔洸植 李相玉 朴昇一	군정장관 A.V.Arnold
		1945. 12.1	전라 북도	남원도립병원 외과의관	金載正	
1946. 1.11	No.66	1945. 10.24	전라 북도	보건후생부 의무과장 보건후생부 보건과장 보건후생부 약무과장	廉亨燮 金恩昌 高炳璿	군정장관 A.V.Arnold
1946. 2.21	No.73	1946. 1.26	강원도	원주도립병원 의관	尹甲奎	군정장관 A.V.Arnold
		1945. 12.11	경상 북도	보건후생부 시보건과장	吳錫圭	
1946. 2.26	No.74	1946. 1.26	경기도	개성부 보건과장 여주군 보건과장 김포군 보건과장 강화군 보건과장 용인군 보건과장 광주군 보건과장 시흥군 보건과장 안성군 보건과장 개풍군 보건과장 수원군 보건과장 장단군 보건과장	李興培 金潤仙 韓鍾燮 權昌煥 吳秀寬 高範株 白南樞 朴胤根 咸錫玖 林鳳德 尹萬重	군정장관 A.V.Arnold

				포천군 보건과장 평택군 보건과장 이천군 보건과장	金榮植 崔鐘完 李鐘元	
		1945. 12.20	경상 북도	달성군 보건과장 경산군 보건과장	李永鎭 朴懸鐘	
		1945. 12.1	경상 북도	영천군 보건과장 경주군 보건과장	金永基 朴鐘大	
		1946. 1.30	경상 북도	영일군 보건과장	金昌煥	
		1946. 12.1	경상 북도	영덕군 보건과장	朱世正	
		1946. 1.24	경상 북도	영양군 보건과장	吳相沃	
		1945. 12.20	경상 북도	청송군 보건과장 안동군 보건과장 의성군 보건과장 군위군 보건과장 칠곡군 보건과장 김천군 보건과장 상주군 보건과장 예천군 보건과장	金圭泓 白泰星 吳鍊洙 池泰洙 金顯文 金鐘鎬 朴正紹 黃寅燮	
		1945. 12.1	경상 북도	영주군 보건과장 봉화군 보건과장	金昌湜 權寧萬	
		1945. 12.20	경상 북도	문경군 보건과장	金南龍	
		1945. 12.1	경상 북도	성주군 보건과장	金元涉	
		1945. 12.20	경상 북도	고령군 보건과장	南基元	
		1945. 12.1	경상 북도	청도군 보건과장 선산군 보건과장	李鐘植 任鳳煥	
		1945. 12.20	경상 북도	울릉도 보건과장	田石鳳	
		1946. 1. 1	경상 북도	포항도립병원장	崔義錘	

		1946. 1.15	경상 북도	府 보건과 기사 府 보건과 기사	玄承煥 吳培根	
1946. 3.30	No.81	1945. 11.13	전라 남도	후생과장	朴一慶	군정장관 Archer L. Lerch
		1946. 1. 1	전라 남도	수의과장	金權煥	
		1945. 10.1	전라 남도	藥事과장 보건과 기사	金成根 金吉星	
1946. 3.30	No.82	1946. 2.19	충청 남도	보건후생부 보건과 서무계장 보건후생부 보건과 약무계장 보건후생부 보건과 의무계장 보건후생부 보건과 통계조사계장	朴完植 安炳喆 金季逢 朴明鎭	군정장관 Archer L. Lerch
		1946. 2. 1	전라 북도	남원도립병원 의관	李榮均	
		1946. 2.28	전라 북도	전주도립병원 지방과장	蘇秉寬	
1946. 4.18	No.84	1946. 3.16	충청 남도	보건후생부 수의과장	朴守吉	
		1946. 2.25	충청 남도	청양군 보건과장	宋斗鏞	
1946. 4.24	No.86	1946. 2.19	경상 남도	포항도립병원 산부인과장 안동도립병원 의관	金正浣 許東燮	군정장관 Archer L. Lerch
		1946. 2.26	충청 북도	대전도립병원 피부과장	李南英	
1946. 4.24	No.87	1946. 2.28	충청 북도	청주도립병원장 청주도립병원 의관 청주도립병원 의관 청주도립병원 의관	張德鎭 李馨培 申必秀 金基福	군정장관 Archer L. Lerch
1946. 5.18	No.89	1946. 2.19	경상 북도	김천도립병원장 의관	金兌洙	군정장관 Archer L. Lerch
		1946. 3.31	軍政廳	보건후생부장	John K. Cullen大領	

		1946. 4.10	경기도	양주군 보건후생과장	朴承熙	
1946. 5.18	No.90	1946. 4. 6	경기도	개성도립병원 의관 옹진군 보건후생과장 시흥군 보건후생과장	許崎玉 方在善 李徑鎬	군정장관 Archer L. Lerch
		1946. 3.11	충청남도	서천군 보건과장	辛玉童	
1946. 5.18	No.91	1946. 3. 4	충청남도	대전도립병원 산부인과장	金道正	군정장관 Archer L. Lerch
		1946. 4.11	경상북도	포항도립병원 의관	崔致翊	
1946. 6. 1	No.94	1946. 1.17	경상북도	영일군 보건과장	金斗水	군정장관 Archer L. Lerch
		1946. 3.31	전라북도	보건후생국 전주도립병원 내과장	李碩煥	
1946. 6.13	No.95	1946. 4.11	경기도	인천도립병원장	朴約翰	군정장관 Archer L. Lerch
1946. 6.21	No. 100	1946. 4. 4	충청남도	보건후생국 예방의학과장	尹甲奎	군정장관 Archer L. Lerch
		1946. 4.30	전라북도	군산도립병원 藥事부장	朴之跣	
		1946. 3. 3	전라북도	전주도립병원 총무과장	吳治元	
		1946. 4.25	전라북도	군산도립병원장	李相基	
		1946. 1. 1	전라북도	전주도립병원 소아부장	崔聖東	
		1945. 12.1	전라북도	군산도립병원 산부인과부장	車璣濬	
1946. 7.11	No. 101	1946. 5. 8	충청북도	보건후생부장	金鳳文	군정장관 Archer L. Lerch
1946.	No.	1946.	경기도	인천도립병원 의관	黃泰植	군정장관

7.23	102	5.10				Archer L. Lerch
		1945. 9.24	전라북도	보건후생국장 후생과장	盧潤模 林潼鎬	
		1945. 12.26	충청남도	보건후생부 의무과장 조제과장	金東冑 鄭周昌	
1946. 7.29	No. 105	1946. 6. 1	충청남도	보건후생국 수의과	兪寅老 朴守吉	군정장관 Archer L. Lerch
		1946. 5.23	경상남도	道보건후생국장대리 (의무과장에서 전임)	盧永民	

자료 : HQ, USAFIK, Office of the Military Governor, Appointment, No. 6(2 October 1945), No. 29(8 November 1945), No. 46(8 December 1945), No. 49(1 December 1945), No. 51(15 December 1945), No. 54(18 December 1945), No. 64(3 January 1946), No. 65(3 January 1946), and No. 66(11 January 1946).
HQ, USAMGIK, Office of the Military Governor, Appointment, No. 73(21 February 1946), No. 74(26 February 1946), No. 81(30 March 1946), No. 86(24 April 1946), No. 87(14 April 1946), No. 89(18 May 1946), No. 90(18 May 1946), No. 91(18 May 1946), No. 95(13 June 1946), No. 100(21 June 1946), No. 102(23 July 1946), No. 105(29 July 1946).

※ 官報의 缺本으로 본표의 인사내용에는 당시 인사의 일부분이 누락되어 있음.

부록 3. 美軍政期의 공직의 직위분류상황

부문 (Services)	등급 (Grades)	직명 (Positions)	부문 (Services)	등급 (Grades)	직명 (Positions)
서기적·행정적·회계적 부문 (Clerical, Administrative & Fiscal)	2~7	司計員(Accountant)		8~9	豫算副審査員(Budget Examiner, Junior)
	8~9	副主計員(Accountant, Junior)		4~7	豫算官(Budget Officer)
	10~12	司計書記(Accounting Clerk)		8~12	出納員(Cashier)
	3~8	保險技士(Actuary)		10~13	書記(Clerk)
	3~7	保險統計員(Actuarial Methematician)		9	首書記(Clerk, Chief)
	6~10	調整員(Adjustor)		4	監査員(Comptroller)
	2~7	査定員(Administrative Analyst)		1	次長(Deputy Secretary)
	8	參事(Administrative Assistantt)		3~7	支出官(Disbursing Officer)
	1~7	行政官, 行政長(Administrative Office)		5~7	編修士(Editor)
	5~7	鑑定員(Appraiser)		5~9	地方派員(Field Representative)
	8~9	副鑑定員(Appraiser,Junior)		2~7	財務官(Fiscal Officer)
	2~7	會計檢査員(Auditor)		8~9	副財務官(Fiscal Officer, Junior)
	8~9	會計副檢査員(Auditor, Junior)		2~7	情報員(Information Specialist)
	4~7	銀行檢査員(Bank Examiner)		8~9	副情報員(Information Specialist, Junior)
	8~9	銀行副檢査員(Bank Examiner, Junior)		2~7	行政監査員(Inspector Administrative)
	2~7	豫算審査員(Budget Examiner)			
	8~11	副行政監査員(Inspector Administrative, Junior)		10~12	販賣員(Salesman)
	9~12	應接員(Interviewer)		4~7	販務監(Sales Manager)
	3~7	搜査員(Investigator)		8~9	販務員(Selling Agent)
	8~9	副搜査員(Investigator, Junior)		8~11	社會事業員(Social Worker)
	8~12	副圖書員(Library Aaaistant)		5~7	特務員(Special Agent)
	10~11	放送員(Monitor〈Br-		2~7	統計員(Statistician)

		oadcast))		8~9	副統計員(Statistician, Junior)
	8	人事行政參事(Personnel Assistant)		10~12	統計書記(Statistical Clerk)
	3~7	人事行政官(Personnel Officer)		11~12	速記士(Stenographer)
	3~7	人事審査員(Personnel Technician)		5~6	奬學士(Supervisor of Schools)
	8~11	副人事審査員(Personnel Technician, Junior)		3~7	敎習官(Training Officer)
	3~7	辨職員(Position Classifier)		7~10	飜譯士(Translator)
	11	秘書(Private Secretary)		12~13	印字員(Typist)
	8~9	購買員(Purchasing Agent)		5~7	倉庫監(Warehouse Manager)
	4~7	購買官(Purchasing Officer)		9~10	副倉庫監(Warehouse Manager, Junior)
	10~11	報道員(Reporter)		4~7	厚生官(Welfare Officer)
專門的·技術的部門(Professional & Technical)	4~7	農業技士(Agricultural Specialist)		4~7	生物測定士(Biometrician)
	8~9	副農業技士(Agricultural Specialist, Junior)		4~7	植物技士(Botanist)
	3~7	農耕士(Agronomist)		8~9	副植物技士(Botanist, Junior)
	8~9	副農耕士(Agronomist, Junior)		8~13	撮影技士(Cameraman)
	3~7	建築士(Architect)		2~7	化學士(Chemist)
	8~9	副建築士(Architect, Junior)		6~9	副化學士(Chemist, Junior)
	4~7	美術圖案士(Artist Designer)		1~2	特許局長(Commissioner of Patents)
	8~10	副美術圖案士(Artist Designer, Junior)		3	特許參事(Commissioner of Patents, Assistant)
	1~7	法務士(Attorney)		7	博物監(Curator)
	8~9	副法務士(Attorney, Junior)		11	齒科衛生士(Dental Hygienist)
	4~7	細菌技士(Bacteriologist)		1	次長(Deputy Secretary)
	8~9	副細菌技士(Bacteriologist, Junior)		6~7	調味士(Dietitian)
	6~7	樂隊指揮士(Band Leader)		8~9	副調味士(Dietitian, Junior)
				4~7	分配士(Distribution

	4~7 8~9	生物技士(Biologist) 副生物技士(Biologist, Junior)		8~9 8~12	Specialist) 副分配士(Distribution Specialist, Junior) 圖案士(Draftsman)
	1~7 8~9 8~9 1~7 1~7 1~7 1~7 1~7 1~7 1~7 1~7 1~7 4~7 10	經濟士(Economist) 副經濟士(Economist, Junior) 副技士(Engineer, Junior) 化學技士 (Engineer 〈Chemical〉) 土木技士(Engineer 〈Civil〉) 電氣技士(Engineer 〈Electrical〉) 山林技士(Engineer 〈Forest〉) 機械技士(Engineer 〈Mechanical〉) 鑛山技士(Engineer 〈Mining〉) 無線技士(Engineer 〈Radio〉) 衛生技士(Engineer 〈Sanitary〉) 電話技士(Engineer 〈Telephone〉) 昆蟲技士(Entomologist) 審査助務士(Examiner's Aide)		3~7 8~9 11~13 3~7 8~9 4~7 8~9 4~7 8~9 4~7 8~9 5	特許法務士(Examiner〈Law, Patent〉) 副特許法務士(Examiner, Junior〈Law, Patent〉) 現場從業員 : 山林, 調査, 昆蟲(Field Aide〈Forestry, Inspections, Entomology〉) 水産技士(Fishing Specialist) 副水産技士(Fishing Specialist, Junior) 林狀士(Forest Ecologist) 副林狀士(Forest Ecologist, Junior) 原種技士(Geneticist) 副原種技士(Geneticist, Junior) 地質士(Geologist) 副地質士(Geologist, Junior) 保健教育士(Health Education Specialist)
	4~7 8~9 8~11	園藝技士(Horticulturist) 副園藝技士(Horticulturist, Junior) 鑑定士 : 銃器, 文書類, 指紋(Identification Specialist〈Firearms, Documents,		3~7 8~9 11 10 5 8~12	氣象士(Meterologist) 副氣象士(Meterologist, Junior) 映畵技士(Motion Picture Projectionist) 音樂士(Musician) 掌樂士(Musician, Specialist) 看護員(Nurse)

		Fingerprints〉)		4~7	看護相議員(Nursing Consultant)
	8~11	圖解士(Illustrator)		13~15	學生看護員(Nurce 〈Student〉)
	2~7	檢査員(Inspector)		4~7	營養技士(Nutritionist)
	8~11	副檢査員(Inspector, Junior)		10	助療員(Occupational Therapy and Recreational Aide)
	12~15	實驗助務員(Laboratory Aide)		4~7	病理士(Pathologist)
	4~7	圖書員(Librarian)		8~9	副病理士(Pathologist, Junior)
	8~10	市場員(Marketing Agent)		8~10	製藥士(Pharmacist)
	4~7	掌市員(Marketing Agent)		4~7	藥物官(Pharmacologist)
	8~9	副掌市員(Marketing Specialist, Junior)		4~7	物理士(Physicist)
	12	醫務助員(Medical Attendant)		8~9	副物理士(Physicist, Junior)
	1~7	醫務官(Medical Officer)		4~7	生理士(Physiologist)
	8~9	副醫務官(Medical Officer, Junior)			
	8~9	副生理士(Physiologist, Junior)		8~9	技術士(Technologist, Junior)
	9~13	印刷士(Printer)		4~7	煙草技士(Tabacco Specialist)
	4	敎頭(Proctor)		8~9	副煙草技士(Tabacco Specialist, Junior)
	4~7	生産技士(Production Specialist)		7~10	地勢圖案士(Topographic Draftsman)
	8~9	副生産技士(Production Specialist, Junior)		5~7	毒物士(Toxicologist)
	4~7	心學士(Psychologist)		8~9	副毒物士(Toxicologist, Junior)
	8~9	副心學士(Psychologist, Junior)		2~7	獸醫士(Veterinarian)
	3~7	硏究士(Research, Specialist)		8~9	副獸醫士(Veterinarian, Junior)
	8~9	副硏究士(Research, Specialist, Junior)		1~2	學部長 : 서울大學(Dean〈Seoul Uni-versity〉)
	1~2	科學士(Scientist)		2	科長(Dean)
	4~7	蠶業技士(Sericulturist)		7~8	講師(Instructor〈Seoul Unv.〉)
	8~9	副蠶業技士(Sericulturist, Junior)		4~8	中學校長(Middle School Principal)
		造林士(Silviculturist)		6~9	中學敎師(Middle
	4~7	副造林士(Silvicultu-			

	8~9 3~7 8~1 3~7	rist, Junior) 工事監(Superintend-ent of Construction) 技工士(Technician) 技術士(Technologist)		5~9 7~11	School Teacher) 國民學校長(Primary School Principal) 國民學校教師(Prim-ary School Teacher)
	3 4~5 5 6~7 4 5~6 9~10 10~11	서울大學敎授(Profe-ssor〈Seoul Univer-sity〉) 서울大學助敎授(Profe ssor, Assistant〈Seoul University〉) 敎授(Professor) 助敎授(Professor, Assistant) 副敎授(Professor, Associate〈Seoul University〉) 副敎授(Professor, Associate) 敎授助務員 : 서울大學(Teaching Assis-tant(Seoul Unv.〉) 敎授助務員(Teach-ing Assistant)	手鍊的・防衛的・保管的部門(Crafts, Protective & Custodial)	11~13 8~10 11~13 3 11~13 9~10 11~13 8~10 12~13 6 10 11~13 11~12 11~13 8~10 11~13 8 14	木工(Carpenter) 木工長(Carpenter, Foreman) 自動車運轉員(Chauffeur) 長: 警察, 消防(Chief〈Police, Detectives Fire〉) 熟手(Cook) 刑事(Detective) 電工(Electrician) 電工長(Electrician, Foreman) 昇降機運轉員(Ele-vator Operator) 工場監督(Factory Superintendent) 消防員(Fireman) 製席工(Floor Mat Maker) 園丁(Gardener) 守衛(Guard) 守衛(Guard, Chief) 銃器工(Gunsmith) 銃器工長(Gunsmith, Master) 助務員〈自動車工, 機械工, 木工, 石工,
	5	機工, 塗工, 蒸工, 管工, 鉛管工, 映畵技工, 裁縫工, 熟手(Helper〈Auto Mechanic, Carpenter,		11~13 8~10 11~13 8~10	石工(Mason) 石工長(Mason, Foreman) 機工(Mechanic) 機工長(Mechanic, Foreman)

	          9~11 10~13 13~14 13~14 10~12 7 11~13 8~10	Electrician, Machinist, Mason, Mechanic Painter, Steam fitter, Pipefitter, Plumber, Motion Picture, Tailor, Cook〉) 監察官 : 警察, 消防(Inspector〈Polic e, Detectives Fire〉) 製機工(Instrument Maker) 修機工(Instrument Repairman) 廳夫(Janitor) 勞務員(Laborer) 勞務長(Labor, Foreman) 警衛 : 警察, 消防(Lieutenant〈Poli ce, Detectives Fire〉) 機械工(Machinist) 機械長(Machinist, Foreman)		14 11~13 8~10 10 11~13 8~10 8~10 11~13 8~10 9~10 10~13 9 11~13	傳達夫(Messenger) 塗工(Painter) 塗工長(Painter, Foreman) 巡警(Patrolman) 管工(Pipefitter) 管工長(Pipefitter, Foreman) 工場監(Plant Fore- man) 鉛管工(Plumber) 鉛管工長(Plumber, Foreman) 山林監(Police, Forest) 無線通信士(Radio Operator) 無線通信長(Radio Operator, Foreman) 電話修理工(Repair- man Telephone)
	11~13 8~10 11~13 8 8~10 4 15 11~13	機關夫(Stationary Engineer) 機關長(Stationary Engineer, Foreman) 蒸工(Steamfitter) 蒸工長(Steamfitter, Foreman) 幹事(Steward) 總警 : 警察, 消防(Superintendant 〈Police, Detectives Fire〉) 使喚(Servant) 裁縫工(Tailor)		8~10 7~10 12~13 11~13 11~13 13~14 14 11~14 12~14	裁縫長(Tailor, Foreman) 裁縫工場長(Tailor, Factory, Foreman) 電話交換員(Tele- phone Operator) 洋鐵工(Tinsmith) 貨物車運轉員(Truck Driver) 男庸(Waiter) 女庸(Waiteress) 倉庫員(Warehouse- man) 巡視(Watchman)

자료 : *Rules No. 2, Rules for the Administration of the Position Classification*, HQ USAMGIK, Office of Korea Civil Service, 16 May 1946.

부록 4. 駐韓美軍政廳의 보건의료활동 사례

1. 1945년 11월

◎ 天然痘가 만연되어 예방약을 감염지역에 배포했다.[1)]

◎ 발진티푸스가 1944년보다 더 만연될 염려가 있어서, 경기도에 통행통제를 실시하고 소량의 DDT를 서울역, 개성 38°선 越南 民에 대하여 살포하고 있으며, 조사반과 곤충통제반이 전국지방에서 훈련되고 있다.[2)]

◎ 韓國 의사가 조사한 바에 의하면, 性病이 유행하고 있고, 인구의 10%이상이 매독(syphilis)에 걸려있음이 나타나고 있다.[3)] 성병퇴치를 위한 의사로 구성된 협회가 만들어졌으며, 성병치료약은 부족한 상태이다.[4)]

◎ 민간인 사이에 증가하고 있는 디프테리아(diphtheria)가 駐韓美軍人까지 위협하고 있어서, 예방약이 6,000병(vials)이 필요하며, 2,500병은 日本으로부터, 4,500병은 Manila로부터 空輸入되었다.[5)]

2. 1945년 12월

◎ 1945년 12월 14일에 4,000여명의 軍政廳 韓國人이 천연두 예방주사 활동에 착수하고, 越南民 및 해외귀환민에 대한 예방주사와 DDT살포를 계속하였으며, 경상북도에서는 5개 발진티푸스 방역반이 편성되어 활동하고 있다.[6)]

3. 1946년 1월

◎ 정부에 고용된 민간인 및 식당종업원에 대한 천연두 및 티푸스예방접종이 지속적으로 실시되고, 1월 25일 현재로 천연두 예방주사약은 예방접종이 필요한 모든 韓國人들에게 쓸 수 있게 되었다(예

---

1) *Summation of Non-Military Activities in Japan and Korea,* GHQ Supreme Commander for the Allied Powers, No. 2, November 1945, Part V, Section 3.

2) *Ibid.*.

3) *Ibid.*.

4) *Ibid.*.

5) *Summation of Non Military Activities in Japan and Korea,* GHQ Supreme Commander for the Allied Power, No. 3, December 1945, Part V, Section 3.

6) *Ibid.*.

방약은 美國으로부터 조달되었음).[7]

◎ 경기도지역에 들어오는 피난민들은 보건상 중요문제를 일으키는 요인이 되었는데, 1945년 12월 27일 주말동안 개성으로 들어오는 피난민들(韓國人 2,609명, 일본인 776명)에게 티푸스 및 천연두 예방접종을 실시하였고 DDT를 살포하였다.[8]

4. 1946년 2월

◎ 천연두는 1월에 南韓지역에서 1,078건이 발생하여 심각하였으나, 현재로 지방의 예방약 생산은 月 1,000,000 units가 넘으며, 공중에 대하여 무료예방접종이 실시되고, 티푸스(Typhus)도 심하기는 하지만 전염병이 되지는 않았다. 복구가 착수되는 모든 지역에는 DDT가 살포된다.[9]

◎ 민간인들이 성병치료를 위해서 페니실린을 사용하는 일이 공급부족으로 인하여 감소하였다.[10]

◎ 천연두는 주민 및 美占領軍의 보건에 위협적인 질병중의 하나이며, 1월동안 南韓의 모든 지역으로부터 1,078건이 보고되었다.[11]

◎ 예방약의 지방생산은 월 1,000,000 units를 초과하고, 이 공급은 美國으로부터 추가된 예방약에 의해 증가하고 있으며, 일반인을 위한 무료접종이 실시되어 서울에서도 1,800명 이상이 매일 접종되었다.[12]

◎ 티푸스도 심하긴 해도 유행병의 단계에까지는 이르지 않았지만, 美國製 혈청주사가 감염집중지역에 사용되고, 복구가 착수되는 전지역에 DDT가 살포되었다.[13]

◎ 성병치료를 위해서 민간인들간에 사용되는 페니실린은 공급부족으로 인하여 감소되었으며, 한정된 대용품들의 규제는 심하게 방해되고 있다.[14]

---

7) *Summation of Non Military Activities in Japan and Korea,* GHQ Supreme Commander for the Allied Power, No. 4, January 1946, Part Ⅴ, Section 3.

8) *Ibid.*.

9) *Summation of Non Military Activities in Japan and Korea,* GHQ Supreme Commander for the Allied Power, No. 5, January 1946, Part Ⅰ, Section 1.

10) *Ibid.*.

11) *Ibid.*.

12) *Ibid.*.

13) *Ibid.*.

14) *Ibid.*.

5. 1946년 3월

◎ 도시의 천연두 발생율이 높으나, 예방주사가 보편화되고, 美軍政 실시 이후 800萬 units이상이 생산되었으며, 800병의 장티푸스 접종이 완료되었다.[15)]

◎ 360 민간의료단(Civil Affairs Division Medical Units)이 仁川에 도착하고, 혈액 100병이 美國으로부터 수령되었다.[16)]

◎ 서울에서 32,882명의 학생이 DDT살포를 받았고, 週當 19,000명의 시민이 DDT살포를 받았으며, 피난민수용소와 공중집합소에 정기적으로 DDT가 살포되고 있다.[17)]

◎ 3월 24일~30일 사이에, 국가적으로 대청소 기간을 설정해서, 쓰레기 제거작업이 진행되었다.[18)]

6. 1946년 4월

◎ 천연두와 장티푸스가 만연되고 있으나, 예방주사와 DDT살포가 시행되고 있으며, 美國으로부터 300萬 units의 예방약이 배당되었다.[19)]

◎ 서울시의 보건후생국은 44만명에게 티푸스 예방주사와 60여만명에게 DDT살포를 실시하였다.[20)]

◎ 충청남도에서 4월에 장티푸스가 만연되고 있어서, 이의 만연을 방지하기 위해 수도와 배관시설을 개선하고 있다.[21)]

◎ 콜레라예방을 위하여 中國으로부터 韓國人을 실어오는 선박을 항구에서 검역하고 있다.[22)]

◎ 최근에 美國으로부터 도입한 Sulfathiazole 18,000병이 지방에 배당되었다.[23)]

◎ 美國의 감독하에 韓國의 실험실에서 여러 가지 의학연구성과를 거두었다.[24)]

---

15) *Summation of Non Military Activities in Japan and Korea,* GHQ Supreme Commander-in-Chief United States Army Forces,Pacific, No. 6, March 1946, Section 1.

16) *Ibid.*.

17) *Ibid.*, Section 4.

18) *Ibid.*.

19) *Ibid.*, No. 7, April 1946, Section 4.

20) *Ibid.*.

21) *Ibid.*.

22) *Ibid.*.

23) *Ibid.*.

7. 1946년 5월

◎ 5월말에 부산항에 콜레라가 발생해서, 31일 현재 74명의 罹病者중 24명이 사망하여 감염지역에 통행이 금지되고, 40만명의 시민에게 23개 방역팀에 의해서 방역이 실시되었으며, 급수가 중단되어 美軍에 의해서 급수가 이루어지고, 부산항으로부터의 출항이 금지되었다.[25] 대전에 4명, 목포에도 2명의 콜레라환자가 발생하였으며, 3월 15일~4월 30일까지의 전염병 발생건수는 다음과 같다.[26]

전염병	발생건수	
	3월 15일~4월 15일	4월 16일~4월 30일
세균성이질	16	3
디프테리아	154	79
뇌염	–	2
말라리아	11	22
뇌막염	168	79
파라티푸스	6	2
퇴행성열병	5	12
성홍열	24	6
천연두	6,384	2,294
장티푸스	2,217	1,067
티푸스	871	471

◎ 5월 13~17일에 서울의 10개 학교에서 2,000여명의 아동(6세이하)에 대한 신체검사를 실시하여, 이 가운데서 1,000명이 건강콘테스트에 출전하고 입상자에게 상을 주었다.[27]

◎ 모기와 파리의 퇴치운동을 벌였다.[28]

8. 1946년 6월

◎ 전국에 필요한 콜레라 예방주사약이 보건후생부 감독하에 생산되고 있고, 1946년 5월 15일 이후 국립전염병예방연구소에 1,598萬㎤의 콜레라예방주사약을 생산하였으며, 6월 26일에 예방의학국이 315㎤의 콜레라예방주사약을 전국의 道에 배급하였다.[29]

◎ 6월 중순까지 콜레라전염이 잘 통제되고 있으며, 6월 30일까지

---

24) *Ibid.*.
25) *Ibid.*. No. 8, May 1946, Part Ⅳ, Section 1.
26) *Ibid.*, No. 8, May 1946, Part Ⅳ, Section 1.
27) *Ibid.*.
28) *Ibid.*.
29) *Ibid.*, No. 9, June 1946, Part Ⅳ, Section 1.

1,212명이 罹病해서 651명이 사망했고, 대구, 부산, 濟州島, 및 목포에 가장 많은 발병이 있었다.[30] 서울에서 100만명, 부산에서 40만명, 대구에서 26만명에게 콜레라예방접종을 실시하였고, 서울로부터 100여명의 의사와 의학생이 전염지역에서 자원해서 방역활동에 종사하고 있으며, 美軍이 이들을 돕고 있다.[31]

9. 1946년 7월

◎ 1,000만㎤의 콜레라예방주사약이 日本으로부터 구입신청되고, 7월에 968만㎤의 주사약이 수령되었으며, 7월중의 南韓생산량이 1,170㎤로서 南韓수요량을 채우기에 충분하다.[32]

◎ 美國으로부터 28Tons의 의약품(2,000만명의 치료에 필요한 20만 패키지의 티푸스예방주사약, 35만명의 치료가 가능한 2만5천병의 역병주사약, 아동접종을 위한 24만3천㎤의 디프테리아주사약)이 도착하여, 전국 55개 주요병원과 780개 중소병원 기타 크리닉에 배당・지급되었다.[33]

◎ 곤충 및 들쥐 퇴치프로그램이 만족스럽게 진행중이나, 장비부족으로 장애를 받고 있다.[34]

10. 1946년 8월

◎ 8월 31일까지 984만units의 콜레라예방주사약이 全南韓에 배급되었다.[35]

◎ 국립실험실에서 2,841만㎤의 콜레라예방주사약이 5월 11일~7월 26일 사이에 생산되어, 全南韓에 배급되었다.[36]

◎ 콜레라가 8월 24일 현재 10,648건이 발생하여, 6,894명이 사망하였다.[37]

◎ 전국민, 전시설, 전수송수단에 대한 완전한 DDT살포계획이 시행되고 있으며, 천연두전염이 예방주사 실시로 억제되고 있다.[38]

---

30) *Ibid.*.
31) *Ibid.*.
32) *Ibid.*, No. 10, July 1946, Part Ⅳ, Section 1.
33) *Ibid.*.
34) *Ibid.*.
35) *Ibid.*, No. 11, August 1946, Part Ⅰ, Section 3.
36) *Ibid.*, Part Ⅳ, Section 1.
37) *Ibid.*.
38) *Ibid.*, Part Ⅳ, Section 3.

11. 1946년 9월

◎ 고아원 아동을 돕기 위하여 아세아기독교구제위원회(the Church Committee for Relief in Asia)를 통하여 100만정의 비타민을 美國으로부터 수령하였다.[39]

◎ 콜레라발생율이 9월에 증가하고 있으며, 경상북도와 경상남도에서 가장 많이 발생하고 있다.[40]

12. 1946년 10월

◎ 10월 28일 현재 콜레라 발생환자 15,481명중 10,043명이 사망하고, 경상남도와 경상북도의 환자발생건수가 가장 높다.[41]

◎ 콜레라환자 발생건수가 급격히 감소하여, 실험실은 天然痘와 티푸스예방주사약의 생산으로 전환하고 있다.[42]

13. 1946년 11월

◎ 천연두 예방주사약 생산량이 1,456만타(does)에 이르렀다.[43]

◎ 南韓에서의 콜레라 전염은 끝난 것으로 보이며, 11월 30일 현재 콜레라 발생건수 15,615건중 10,191명이 사망하였다.[44]

◎ 티푸스 방역계획과 청소 및 驅鼠계획이 시행되고 있다.[45]

14. 1946년 12월

◎ 국립예방의학국이 주최가 되어 의과대학 교수 및 同局 직원으로 구성된 3개의 組가 전국 도청소재지를 방문하여, 지방의사들에게 진단, 실험조사, 병리 및 티푸스 방역에 관한 강의를 실시하였다.[46]

◎ 티푸스환자가 12월 1~20일중에 경기도 8명, 충청북도 7명, 서울시 5명, 충청남도 4명, 경상북도 2명이 발생하였으며, 또한 동 기간중에 전염병으로서 퇴행성열병 2명, 콜레라 16명, 뇌막염 3명, 말라리아 9명, 디프테리아 22명, 천연두 39명(강릉에서 35명), 티푸스 26명, 장티푸스 91명, 이질 12명이 발생하였다.[47]

◎ 12월 4~7일에 서울에서 지방관리에게 출생통계에 관한 이론과 방

---

39) *Ibid.*, No. 12, September 1946, Part Ⅰ, Section 3.
40) *Ibid.*.
41) *Ibid.*, No. 13, October 1946, Part Ⅰ, Section 3.
42) *Ibid.*, Part Ⅳ, Section 1.
43) *Ibid.*, No. 14, November 1946, Part Ⅳ, Section 1.
44) *Ibid.*.
45) *Ibid.*.
46) *Ibid.*, No. 15, December 1946, Part Ⅳ, Section 1.
47) *Ibid.*.

법에 관한 교육을 실시하였다.[48)]

◎ 南韓의 제2차 인구조사가 12월에 완료되었다.[49)]

15. 1947년 1월

◎ 1월중 전염병이 급증하여 퇴행성열병 15명, 뇌막염 4명, 말라리아 6명, 디프테리아 97명, 천연두 74명, 티푸스 647명, 파라티푸스 3명, 이질 9명에 이르렀다.[50)]

◎ 천연두가 1946년 12월 28일에 강릉에서 35명이 발생하고, 1947년 1월 1일에 강원도 38度線 주변에 23명이 발생하였으며, 강원도에서 방역활동이 강화되었다.[51)]

◎ 1947년 1월에 티푸스환자가 충청북도에서 56명, 충청남도에서 17명, 경상북도에서 28명이 발생하였다.[52)]

◎ 南韓에서 장티프스가 연중 발생하고 있는 것은 면역활동이 부족하고 僻村의 위생수준이 낮기 때문이며, 장티프스 예방접종이 일정 지역에서만 실시되고 전국적으로 실시되지 못하고 있다.[53)]

◎ 성병 치료를 위한 크리닉이 경상남도, 강원도 및 서울시에 설치되었다.[54)]

◎ 1946년 12월에 마약취체업무가 재무부에서 보건후생부로 이관되고, 마약퇴치운동이 전개되었다.[55)]

16. 1947년 2월

◎ 티프스환자가 271명으로 증가하고(84%인 147명이 1월중에 발생), 경상북도가 全道중에서 가장 많은 91명에 이르고 있으며, 티프스 방역활동이 수송시설 및 인력의 부족으로 지방을 받고 있다.[56)] 1월중 서울에서 12만 5천명이 티프스 방역목적의 DDT살포를 받았다.[57)]

---

48) *Ibid.*.

49) *Ibid.*.

50) *Summation of United States Army Military Government Activities in Korea,* Commander-in-Chief, No. 16, January 1947, Part Ⅳ, Section 1.

51) *Ibid.*.

52) *Ibid.*.

53) *Ibid.*.

54) *Ibid.*.

55) *Ibid.*.

56) *Ibid.*, No. 17, February 1947, Part Ⅳ, Section 1.

57) *Ibid.*.

◎ 장티프스 환자가 1947년 1월에 659명으로 증가하고(48%인 457명이 1월중 발생), 경상북도가 가장 많은 287명으로 보고되었으며, 全國에 대한 전염상태를 조사하고 있다.[58]

◎ 예방의학국이 1947년도 콜레라 방역계획(4월 시행)을 준비하고 있고, 부산, 목포, 인천, 군산항 지역의 접종이 이루어졌으나, 예방주사약의 부족으로 전국민에 대한 예방접종이 불가능한 상태이다.[59]

◎ 1947년 2월 12일 개최된 기념식에서, 美軍政長官이 1946년도 콜레라 예방프로그램에 참여한 조직과 개인에 대해서 표창하였다.[60]

◎ 1947년 2월에 장티프스, 퇴행성열병, 뇌막염을 제외한 전염병이 감소되어, 환자수가 퇴행성열병 24명, 뇌막염 5명, 디프테리아 88명, 천연두 31명, 티프스 271명, 장티프스 659명, 파라티프스 1명, 이질 6명이 되었다.[61]

17. 1947년 3월

◎ 장티프스 환자가 2월에 659명이었던 것이 3월에 1,409명으로 증가하고, 경상북도가 가장 많은 580명이며, 티프스 환자는 2월의 271명에서 3월에는 208명으로 감소하였다.[62]

◎ 3월 1일 현재 수용소에 수용중인 癩환자가 7,600명, 요양소에 요양중인 결핵환자가 215명이다.[63]

◎ 1947년도 콜레라 예방계획(4월 발효)이 3월에 작성·완료되었으며, 콜레라 예방주사약이 주요 항구도시의 거주민을 면역하도록 배부되었다.[64]

◎ 3월 현재의 전염병 환자수는 퇴행성열병 17명, 말라리아 4명, 디프테리아 115명, 천연두 34명, 티프스 208명, 장티프스 1,409명, 파라티프스 15명, 이질 1명이다.[65]

18. 1947년 4월

◎ 4월중 주요 항구도시의 全居住民에게 예방주사가 실시되고, 4월 29~30일에 서울에서 道의 예방의학과장이 모여 道의 방역프로그

---

58) *Ibid.*.
59) *Ibid.*.
60) *Ibid.*.
61) *Ibid.*.
62) *Ibid.*, No. 18, March 1947, Part Ⅰ, Section 3.
63) *Ibid.*, Part Ⅰ, Section 3.
64) *Ibid.*, Part Ⅳ, Section 1.
65) *Ibid.*.

램과 문제점을 논의하였다.[66]

◎ 4월 현재의 전염병환자의 수는 퇴행성열병 32명, 말라리아 12명, 디프테리아 49명, 천연두 16명, 티프스 216명, 장티프스 707명, 파라티프스 9명, 이질 7명, 뇌막염 10명이다.[67]

19. 1947년 5월

◎ 5월 31일에 제2단계 1947년도 콜레라 방역계획프로그램을 해안지역 全주민에게 실시하여 90%가 완료되고, 내륙지역주민에 대한 방역사업이 5월 15일에 착수된다.[68]

20. 1947년 6월

◎ 해안지역과 내륙지역 주민에 대한 콜레라 방역사업이 6월에 완료되고, 5월 현재 장티프스 罹患者 1,011명중 657명은 경상북도와 경상남도에 집중되어 있다.[69]

21. 1947년 7월

◎ 장티프스 환자가 6월에 1,073명으로 증가하였으며, 티프스, 디프테리아, 천연두, 뇌막염 등 환자는 감소하였으나, 말라리아 환자가 급증하여 6월에 367명으로 증가하였다.[70]

22. 1947년 8월

◎ 9월 14일자로 보건후생부는 전염병 방역상 해상으로는 인천, 목포, 부산, 군산만을, 항공으로는 김포항 을 입항지로 정하고, 기타 항구의 입항을 금하는 등 입항지에서의 전염병 예방주사 기타 방역조치를 취하도록 했다.[71]

◎ 9월 15일부터 면역강화를 위해서 장티프스 예방주사약 투약량을 1.5㎤에서 2.5㎤로 증량시켰다.[72]

◎ 1946년에 비해서 전염병이 감소하여 장티프스는 18%로 줄어들고, 콜레라는 1946년에 15,748명이나 발생했던 것이, 1947년 8월 현재는 전혀 발생하지 않았으며, 천연두는 1946년에 25,074명이나

---

66) *Ibid.*, No. 19, April 1947, Part Ⅳ, Section 1.

67) *Ibid.*.

68) *Ibid.*, No. 20, May 1947, Part Ⅰ, Section 1.

69) *Ibid.*, No. 21, June 1947, Part Ⅳ, Section 1.

70) *Ibid.*, No. 22, July 1947, Part Ⅳ, Section 1.

71) *South Korean Interim Government Activities, United States Army Forces in Korea,* United Stated Army Military Government, No. 23, August 1947, Part Ⅴ, Section 1.

72) *Ibid.*.

발생했던 것이 1947년 8월 현재에는 140명만이 발생하였다.[73)]

◎ 8월에 국민학교 학생에게 디프테리아 방역활동을 시작하였다.[74)]

◎ 8월에 보건후생부 위생국 은 117개의 식당, 과자점, 이발관, 극장의 위생조사를 실시하였다.[75)]

23. 1947년 9월

◎ 추계 장티프스 방역프로그램이 9월 15일에 시작되고, 또한 보건후생부는 9월 4일부로 南韓출입의 全 선박 및 항공기에 대한 전반적인 검역조치를 시행하는 "檢疫規則"(1947년 8월 25일자 보건후생부령 제2호 "海空港檢疫規則")을 공포하였다.[76)]

24. 1947년 10월

◎ 10월에 경상북도 산청군에 콜레라환자가 14명 발생(6명 사망, 4명 회복, 4명 경증)하였으며, 말라리아를 제외하고는 전염병발생율이 1947년에는 현저하게 낮은 상태이다(9월말 현재 전염병 이환자는 콜레라 3명, 말라리아 1,466명, 디프테리아 47명, 천연두 3명, 티프스 39명, 장티프스 214명, 이질 70명, 퇴행성열병 11명, 뇌막염 8명, 파라티프스 6명 등에 불과함).[77)]

◎ 보건후생부 위생국은 秋冬季 티프스 방역계획을 완성하였으며, 驅鼠퇴치계획도 세웠다.[78)]

25. 1947년 11월

◎ 11월의 전염병발생자는 극소하며, 1947년 9~11월까지의 전염병 신발생건수는 다음과 같았다.[79)]

전염병명	9월	10월	11월
뇌염	11	6	0
홍역	0	0	0
퇴행성열병	11	10	1
콜레라	3	11	11 ※신발생건수가 아님

73) *Ibid.*.
74) *Ibid.*.
75) *Ibid.*.
76) *Ibid.*, No. 24, September 1947, Part Ⅵ, Section 4.
※ 규제내용은 Official Gazette, HQ USAMGIK, *Public Health Order No. 2,* Office of the Military Governor, 25 August 1947 참조.
77) *Ibid.*.
78) *Ibid.*.
79) *Ibid.*.

뇌막염	8	8	2
말라리아	1,455 ※9월말 현재	2,066	24
디프테리아	47	87	69
천연두	3	4	3
티프스	39	11	12
장티프스	214	149	66
파라티프스	0	0	0
이질	70	46	16

자료 : Department of Public Health and Welfare.

◎ 南韓의 천연두 및 티프스의 방역계획이 착수되었으며, 15세 이하 아동에 대한 면역사업이 진행될 계획이고, 기타 학교위생프로그램, 驅鼠프로그램 등이 진행되고 있다.[80]

◎ 11월중에 美國으로부터 X-Ray 기계 5대를 인수하여, 서울 중앙청 소재의 美軍政廳 韓國人職員 의무실에 1대, 충청북도 영동의 구세군 병원에 1대, 서울의 성메리병원에 1대, 서울위생병원에 1대, 충청북도의 청주병원에 1대를 배정해 주었고, 또한 고성능 현미경을 의무학교, 건강센터, 道병원 등에 배정해 주었다.[81]

26. 1947년 12월

◎ 12월에 서울의 국민학교 및 중학교 학생에 대한 결핵진단 및 X-Ray 胸診프로그램이 시행되었다.[82]

◎ 서울에 국립성병센터가 12월 3일에 공식적으로 개설되고, 12월중 191명의 환자가 무료치료를 받았으며, 서울의 국립건강센터에는 우유급식소가 개설되었다.[83]

◎ 11월에 열병(페스트)방역계획이 진행되고, 驅鼠프로그램이 진행되어, 12월의 驅鼠프로그램 수행을 위해서, 보건후생부에 142만원이 배당되었다.[84] 전염병(특히 티프스, 장티프스, 천연두)이 1947년에는 1946년에 비해서 급격히 감소하였다.[85]

※ 전염병 발생건수 대비

---

80) *Ibid.*.
81) *Ibid.*.
82) *Ibid.*, No. 27, December 1947, Part Ⅳ, Section 1.
83) *Ibid.*.
84) *Ibid.*.
85) *Ibid.*.

구분	1946년 12월	1947년 12월
티프스	117	4
장티프스	239	24
천연두	41	2
콜레라	15,748(사망 10,191) ※ 1946년 1년간	14(사망 10) ※ 1947년 1년간

이러한 전염병의 감소는 ① 질병통제 프로그램, ② 질병예방에 대한 교육의 확대, ③ 치료약의 증가, ④ 병원 기타 치료소의 증가에 있었다.

27. 1948년 1월

◎ 동계절 전염병이 아래와 같이 1945~1947년에 비해서 1947~1948년에 많이 감소되었다.[86]

病種 \ 연도	1945	1946	1947	1948
티프스	278	742	200	201
장티프스	485	647	454	267
디프테리아	241	42	130	138

◎ 전국적인 성병퇴치활동이 전개되었다.[87]

◎ 충청북도 청주에 공중보건소가 1월 20일에 개설되었다.[88]

28. 1948년 2월

◎ 1월에 267명의 장티프스 환자가 발생(경상북도가 64명으로 최고)하고, 티프스 환자가 201명 발생하였으며, 디프테리아도 1~2월에 제주도 이외의 全 南韓에서 발생하여 방역사업을 하였다.[89]

◎ 서울에 국립성병치료센터가 1947년 12월에 개설되어, 2월말 현재 週當 200~300명씩의 환자를 치료하고 있다.[90]

◎ 1948년 2월 14일자 남조선과도정부 법률 제7호에 의해서, 公娼제도가 폐지되었다(동 법률은 1947년 11월 14일 제정공포).[91]

◎ 美國에서 29만 6천병의 페니실린이 도입되어, 보건후생부에 의해

---

86) *Ibid.*, No. 28, January 1948, Part Ⅵ, Section 1.

87) *Ibid.*.

88) *Ibid.*.

89) *Ibid.*, No. 28, February 1948, Part Ⅵ, Section 1.

90) *Ibid.*.

91) *Ibid.*.

※ Official Gazette, HQ USAMGIK, *Public Act No. 7*, Office of the Military Governor, 14 November 1947, "Abolishment of the Public Prostitution Law"(1948년 2월 14일자 발효) 참조.

서 지방에 배당되었다.[92)]

29. 1948년 3월

◎ 전염병발생율이 급격히 감소하고, 1948년도 콜레라 방역계획이 3월말에 완성되었다.[93)]

30. 1948년 4월

◎ 전염병발생율은 저조하고, 콜레라 방역계획에 의거 주요지역에 방역활동을 폈다.[94)]

31. 1948년 5월

◎ 5월 25일에 제주도 해안지역에 천연두 몇건이 발생하고, 만주지역에서 온 귀환동포가 인천수용소 및 월미도수용소에 수용되어, 티프스, 장티프스, 콜레라, 천연두의 예방접종을 받았다.Ⅵ[95)]

32. 1948년 6월

◎ 보건후생국의 道의무과장회의가 개최되어, 병원의 개선을 위한 논의를 하였다.[96)]

33. 1948년 7~8월

◎ 6~7월에 홍수와 태풍으로 5개 道에 이재민이 많이 생겨 방역활동을 전개했는데, 6월에는 춘천에서 6만명에게 예방주사를 실시하고, 서울에 천연두가 발생하여 서울시민 42만명에게 예방주사를 실시하였다.[97)]

◎ 7월에 말라리아, 티프스, 장티프스가 일부 발생하였으나 8월에 감소하였다.[98)]

---

92) *Ibid.*.
93) *Ibid.*, No. 30, March 1948, Part Ⅵ, Section 1.
94) *Ibid.*, No. 31, April 1948, Part Ⅵ, Section 1.
95) *Ibid.*, No. 32, May 1948, Part Ⅵ, Section 1.
96) *Ibid.*, No. 33, June 1948, Part Ⅵ, Section 1.
97) *Ibid.*, No. 34, July-August 1948, Part Ⅵ, Section 1.
98) *Ibid.*.

저자약력

박인순(朴仁純)

경남대학교대학원 행정학 박사
현재 제주한라대학교 복지행정과 교수

■ 주요저서 : 「領議政 朴承宗의 政治行政的 行蹟」, 「韓國保健醫療行政의 發展過程(1894년~1945년)」, 「惠民署研究」, 「행정학」, 「조직론강의」, 「사회복지행정론」 등

■ 주요논문 : 韓美 兩國의 醫療保障制度의 비교, 美軍政期의 韓國 保健醫療行政에 관한 연구, 韓國의 社會福祉 職列(및 職類)의 성격, 미군정기의 제주도 보건의료행정 실태, 朝鮮王朝의 보건의료인력 양성, 中國 宋·元·明의 惠民藥局의 변천과정, 일제강점기 보건의료인 국가시험제도 변천사 등(기타 생략)

美軍政期 韓國保健醫療行政의 전개과정
- 1945년~1948년

초 판 1쇄 인쇄 ── 2015년 8월 25일
초 판 1쇄 발행 ── 2015년 8월 30일
지은이 ── 박 인 순
펴낸이 ── 전 두 표
펴낸곳 ── 도서출판 **두남**
서울시 강동구 성내로6길 34-16 두남빌딩
신 고 : 제25100-1988-9호
TEL : 02) 478-2065, 2066, 2067, 2311
FAX : 02) 478-2068
E-mail : dunam1@unitel.co.kr
http://www.dunam.co.kr

정가 16,000원

ISBN 978-89-6414-635-4 93350